Haug

Homöopathie in der Frauenheilkunde und Geburtshilfe

Von Dr. med. Erwin Schlüren

Bearbeitet von Dr. med. Heinrich Kuhn

8., überarbeitete Auflage

Karl F. Haug Verlag • Heidelberg

Die Deutsche Bibliothek – CIP-Einheitsaufnahme

Schlüren, Erwin:
Homöopathie in der Frauenheilkunde und Geburtshilfe / von Erwin Schlüren, Bearb. von Heinrich Kuhn. – 8., überarb. Aufl.. – Heidelberg: Haug, 2001
ISBN 3-8304-7030-4

1. Auflage 1977 – 7. Auflage 1992

© 2001 Karl F. Haug Verlag in MVH Medizinverlage Heidelberg GmbH & Co. KG

Das Werk ist urheberrechtlich geschützt. Nachdruck, Übersetzung, Entnahme von Abbildungen, Wiedergabe auf photomechanischem oder ähnlichem Wege, Speicherung in DV-Systemen oder auf elektronischen Datenträgern sowie die Bereitstellung der Inhalte im Internet oder anderen Kommunikationsdiensten ist ohne vorherige schriftliche Genehmigung des Verlages auch bei nur auszugsweiser Verwertung strafbar.
Die Ratschläge und Empfehlungen dieses Buches wurden von Autor und Verlag nach bestem Wissen und Gewissen erarbeitet und sorgfältig geprüft. Dennoch kann eine Garantie nicht übernommen werden. Eine Haftung des Autors, des Verlages oder seiner Beauftragten für Personen-, Sach- oder Vermögensschäden ist ausgeschlossen.
Sofern in diesem Buch eingetragene Warenzeichen, Handelsnamen und Gebrauchsnamen verwendet werden, auch wenn diese nicht als solche gekennzeichnet sind, gelten die entsprechenden Schutzbestimmungen.

ISBN 3-8304-7030-4

Umschlaggestaltung: Thieme Verlagsgruppe, 70469 Stuttgart
Innengestaltung und Satz: DOPPELPUNKT Auch und Grätzbach GbR, 71229 Leonberg
Druck und Verarbeitung: Druckhaus Beltz, 69502 Hemsbach

Vorwort des Bearbeiters zur Neuauflage

Die posthume Neuauflage eines Werkes bringt Verpflichtungen verschiedener Art mit sich. Die Handschrift des Autors muss unverstellt zum Ausdruck kommen, die Arbeit an dem Werk muss im Geiste des ehrenden Andenkens geschehen, und es bedarf der Überlegung, ob für dieses Buch noch der Bedarf vorhanden ist, ob es sein Publikum findet, das den Autor und die Art seiner Unterweisung zu schätzen weiß.

Ich bin der Meinung, dass „der Schlüren" zu recht wieder erscheint und habe deshalb gerne mitgearbeitet. Erwin Schlüren war lange Zeit unser Lehrer an der Akademie Bad Imnau, seine Homöopathie war vom Geiste Hahnemanns beseelt, seine Diktion war knapp, klar und zielgerichtet. Dies zeigt auch sein Buch. Mancher mag es zu pragmatisch, zu klinisch finden, beim näheren Hinsehen zeigt es jedoch E. Schlürens enorme Arzneimittelkenntnis und das ernste, tiefe Eingehen auf die Patientin.

Gegenüber der vorigen Auflage sind inhaltlich kaum Änderungen erfolgt, wenige Arzneimittel mussten herausgestrichen werden, weil sie nicht mehr zur Verfügung stehen, die Kapitel wurden umgestellt und das Alphabet konsequenter erhalten. Jetzt steht wieder ein Werk vor uns, das den Autor unverwechselbar „aufleben" lässt, einen homöopathischen Lehrer und Praktiker, der als Leiter einer Gynäkologischen Klinik wie als Dozent in Kursen, Arbeitskreisen und an der Akademie Generationen von homöopathischen Ärztinnen und Ärzten auf den Weg Hahnemanns geführt hat.

Altensteig, im Juli 2001 *Dr. Heinrich Kuhn*

Vorwort

Dieses Buch, das nun in seiner 8. überarbeiteten Auflage vorliegt, soll eine Lücke im homöopathischen Schrifttum schließen.

Es soll dem Anfänger helfen, leichter „einzusteigen" und dem Erfahrenen als Nachschlagewerk dienen. Selbst der Nichthomöopath kann darin manches finden, was man auf die Diagnose hin verordnen kann.

Um allen gerecht zu werden, bedurfte es eines Kompromisses. Das Buch erhebt bewusst keinen Anspruch auf Vollständigkeit. Vor allem bezüglich der Modalitäten ist bisweilen auf die entsprechenden Stellen im KENTschen Repertorium* verwiesen, gelegentlich auch auf VOISIN** und KLUNKER***.

Die Herausstellung der „Hauptmittel" ist im Wesentlichen nach der eigenen Erfahrung erfolgt, ebenso die Angabe der Potenzen.

Die Einteilung erfolgt so, dass man sich schnell in der Praxis orientieren kann (Routine-Therapie). Ab und zu ist auch auf bewährte nichthomöopathische Mittel hingewiesen.

In jedem Fall braucht man zusätzlich eine homöopathische Arzneimittellehre, um unter mehreren angegebenen Mitteln das mit der größten Ähnlichkeit zu finden.

---

* KENTS Repertorium der homöopathischen Arzneimittel, Karl F. Haug Verlag GmbH, Heidelberg
** VOISIN, H.: Praktische Homöotherapie, Eigenverlag Dr. Stockebrand, Hamm/Westf.
*** BARTHEL, H., KLUNKER, W.: Synthetisches Repertorium, Vol. III. Karl F. Haug Verlag, Heidelberg

Inhalt

Vorwort des Bearbeiters zur Neuauflage V
Vorwort VII
Das homöopathische Arzneimittel 1

Allgemeines 5

Menstruation 23
Verschiedenes bei der Periodenblutung 23
Perioden-Störungen 26
Mittel bei schwacher Periodenblutung (verfrüht, verspätet,
unregelmäßig, Hypo-Oligomenorrhoe) 34
Zu starke Periodenblutung (Menorrhagie, Hypermenorrhoe,
Polymenorrhoe) 41
Metrorrhagien 51
Dysmenorrhoe 53
Menstruations-Kopfweh – Migräne 62
Beschwerden *vor* der Periode 64
Beschwerden *bei* der Periode 75
Beschwerden *nach* der Periode 91

Klimakterische Beschwerden 95
Spezielle klimakterische Beschwerden 101
Menopause 111

Sexualität 113
Koitus 120

Sterilität 125

Schwangerschaft 129
Abortus imminens und drohende Frühgeburt 131
Emesis und Hyperemesis 135
Beschwerden in der Schwangerschaft 139

Geburtshilfe 149
Schema einer normalen, homöopathisch geleiteten Geburt 151
Nach der Geburt – Im Wochenbett 157
Stillen – Stillschwierigkeiten 163
Beim Stillen 165

Neugeborene 167

Mamma 171
Mastitis 180
Mamma-Tumoren – Brustknoten 182

Organ-Erkrankungen 185
Urethra 186
Äußeres Genitale 187
Anal-Erkrankungen 195
Vagina 200
Fluor 204
Uterus-Erkrankungen 211
Adnex-Erkrankungen 217
Ovar-Erkrankungen 219
Deszensus – Prolaps 222
Bauchschmerzen ohne Befund 224
Kreuzschmerzen 226
Psoas-Syndrom 228

Karzinom 229

Homöopathische Mittel bei Operationen 237

Sachverzeichnis 243

Das homöopathische Arzneimittel

Für die Behandlung gynäkologischer Erkrankungen gilt ganz besonders das Gesetz:
> *Ohne Untersuchung keine Diagnose!*
> *Ohne Diagnose keine Therapie!*

In seltenen Fällen kann man auf die klinische Diagnose hin homöopathisch behandeln. Im allgemeinen muss auf die klinische Diagnose die Arzneimitteldiagnose folgen, d. h. es muss das Arzneimittel gefunden werden aus **Anamnese, Beobachtung und Befund,** dessen Arzneimittelbild die größte *Ähnlichkeit* mit dem Krankheitsbild hat („Similia similibus curentur" – Ähnliches soll mit Ähnlichem geheilt werden – das Heilgesetz der Homöopathie).

Das homöopathische Arzneimittelbild beruht auf den Erkenntnissen der Pharmakologie, Toxikologie, der homöopathischen Arzneimittelprüfung am Gesunden und der Erfahrung am Krankenbett. Es sind also über 200 Jahre hinweg und auf der ganzen Welt millionenfach bestätigte Erfahrungen und bewährte Indikationen im Arzneimittelbild enthalten. Deshalb steht man nirgends in der Medizin auf so sicherem Boden wie in der Homöopathie.

So wie Krankheit etwas Komplexes ist, ist dies auch das Arzneimittel. Die Krankheit tut sich in verschiedenen Zeichen *(Symptomen)* kund. Die Homöopathie behandelt deshalb nicht die einzelnen Symptome der Krankheit (womöglich jedes mit einem anderen Mittel), sondern die Krankheit nach ihren Symptomen. Je deutlicher (charakteristischer) oder je zahlreicher die Symptome, desto deutlicher (ähnlicher) wird das Arzneimittelbild erscheinen und desto sicherer der therapeutische Erfolg sein.

Aus diesem Grund nimmt die Symptomatologie eine so bedeutende Stelle in der homöopathischen Medizin ein. Die Kunst besteht im Erkennen und richtigen Werten (Hierarchisieren) der Symptome.

Die Symptome haben in ihrer Bedeutung für die Arzneimittelwahl etwa folgende Reihenfolge:

1. *auffallende, eigentümliche, individuelle, paradoxe* (§153),
2. *ätiologische oder auslösende* (physisch, psychisch),
3. *verschlimmernde* (Zeit, Wärme, Kälte usw.) (Zeichen <),
4. *bessernde* (Zeichen >),
5. *konstitutionelle,*
6. *seelische,*
7. *geistige,*
8. *leibliche,*
9. *lokale,*
10. *klinische Symptome.*

Auch *Traumsymptome* können von Bedeutung sein, insbesondere aber die *„als-ob"-(as-if-)Symptome.*

Man kann oft aufgrund eines oder einiger wichtiger Symptome (Leit-Symptome, Schlüssel-Symptome, Key-Notes) das für den speziellen Fall passende Mittel finden, oder erst aufgrund der Gesamtsymptomatik *(Totalität der Symptome),* wobei man sich evtl. eines Symptomen-Verzeichnisses (Repertorium*) bedienen kann. Dies erfordert viel Lernen und Können und manchmal auch viel Zeit. Speziell bei chronischen Krankheiten lohnt es sich aber, sich diese Zeit zu nehmen. Besonders lohnend ist es in solchen Fällen, wo eine Heilung schulmedizinisch nicht möglich ist. Die meisten Fälle unserer Praxis sind jedoch Routine-Fälle, für die wir nicht viel Zeit haben. Wir gehen dann nicht „klassisch" vor, sondern von der klinischen Diagnose aus. In diesem Sinne soll dieses Buch zum Nachschlagen dienen.

Die homöopathischen Mittel wirken sicher, in akuten Fällen auch schnell. Bleibt die erwartete Wirkung aus, war das Mittel nicht richtig ausgewählt oder nicht richtig hergestellt. Um letzteres auszuschalten, sollte man **nur Originalpräparate verordnen**

Beispiel einer homöopathischen Rezeptur:
Rp Pulsatilla D 4
Dil. „Original DHU" Originalpräparat 20,0
DS 3 x tgl. 7 Tropfen unverdünnt

Wo sich die Injektion (i.c., s.c., i.v.) bewährt hat, ist dies besonders erwähnt. Die Wirkung des homöopathischen Mittels soll sicher, schnell und angenehm *(tuto, cito et jucunde)* sowie dauerhaft sein.

Wiederholung der Gaben in tiefen Potenzen bis D 6 meist 3 x tgl., in mittleren (D 12–15) meist 2 x, D 30 1 x tgl. oder seltener, D 200 alle 14 Tage oder 4 Wochen (falls nicht 1 Gabe genügt!). *Nosoden* soll man nicht häufiger als alle 4 Wochen geben (dazu reichlich trinken).

Anstatt der D- (Dezimal-)Potenzen mit einem jeweiligen Verdünnungsgrad 1/10 kann man auch die C- (Centesimal-)Potenzen mit jeweiligem Verdünnungsgrad von 1/100 verwenden.

Ferner gibt es noch die 50 000er LM- oder Q-Potenzen (LM 6, 12, 18, 24, 30), die man unter Umständen täglich einnehmen kann.

Wenn ein gut gewähltes Mittel nicht wirkt, muss der ganze Fall neu durchgearbeitet werden, um ein besseres Mittel zu finden. Kommt man wieder auf

---

* KENTs Repertorium der homöopath. Arzneimittel, Karl F. Haug Verlag, Heidelberg
 DORCSI, Symptomenverzeichnis, Karl F. Haug Verlag, Heidelberg
 STAUFFER, Symptomenverzeichnis, Verlag Joh. Sonntag, Stuttgart
 LEERS, Lochkartei, H. Theis Schnelldruck, Völklingen
 BARTHEL, H., KLUNKER, W.: Synthetisches Repertorium, Vol. III. Karl F. Haug Verlag, Heidelberg

dasselbe Mittel, versuche man eine Zwischengabe Sulfur D 30 oder eine indizierte Nosode (evtl. auch Wechsel der Potenz!)

Wirkt ein gut gewähltes Mittel nur kurz, versuche man eine Zwischengabe Psorinum D 30.

Mit Rücksicht auf den Apotheker verordnet man ab D 4 die geläufigen Potenzen D 6 (8, 10), 12 (15, 20), 30 (100), 200.

Allgemeines

Abmagerung	(viele Mittel) → KENT 1941/I 407, BARTHEL II/171, STAUFFER 8, VOISIN 1
– allgemein	Tub. D 30, Abrot. D 6, Ars. D 12
– an den Oberschenkeln	Sel.
– an den Beinen	Abrot. D 6
– an den Händen	Sel.
– am Hals	Nat-m. D 12
– am Oberkörper	Lyc.
– im Gesicht	Sel. D 12
– – und Oberschenkel	Phos. D 12
– von oben nach unten	Lyc. D 12, Nat-m., Calc.
Abneigung	
– gegen den Ehemann und Gleichgültigkeit gegenüber der Familie	Sep. D 12–30
– gegen Männer	Puls. D 6–200 (Am-c., Tub. D 30)
– gegen Heirat	Puls. D 12, Lach. D 12
Achselhaare, ausfallend und Schamhaare	Sel. D 12
Achselschweiß	Hauptmittel → KENT 643/II 237 Sep. D 12, Petr. D 12, Sil. D 12
– nach Knoblauch riechend	Osm. D 12, Bov. D 6, Sulf. D 12, Lach. D 12, Tell. D 6, Kali-p. D 6
– nach Zwiebeln riechend	Bov. D 6, Lyc. D 12, Kali-p. D 6
Adipositas ohne Ursache	→ Kent 1948/I 414
– mit Obstipation	Fuc. ∅-D 4
– bes. an Hüften, Bauch und Becken	Thuj. D 12 (All-s. D 4, Thyr. D 12-30)
– hypophysär	Calc., Cimic., Aur., Sep., Graph., Puls., Thuj., Tub., Luesinum
– hypothyreotisch	Graph. D 12 „Die Frigide mit schwacher Periode"

Aggressive Frauen	Anac., Stram., Lach., Aur., Sep., Staph.
Ahnungen	Phos.
Akromegalie	Aur., Luesinum, Bar-c., Calc-fl., Thyr., Hypophysis D 15–30
Akrozyanose	Agar. D 6–12 Nos. Toxoplasmose D 30, Sarcol-ac. D 6, Abrot. D 2–3, Carb-v. D 6–12
Alberne Frauen	Croc. D 6–12, Graph. D 12, Agar., Staph., Hyos., Stram.
Alopezie	→ KENT 185/ I 185
Altledige Frauen mit Herzklopfen, die alles aus den Händen fallen lassen	Bov.
Amalgam, Entgiftung	Nat-sel. D 3, Mica D 6
Anämie	→ KENT 408/ I 408
Androgyn	Apis D 12–30
Anerkennung, verlangt	Pall. D 6–12
Angst – zum Arzt zu gehen – vor Karzinom	→ KENT 2 und 40/ I 2 und I/ 40 Ars. D 12 Ars. D 12
Anorexia nervosa (A. mentalis)	Nat-m. D 200, alle 4 Wochen 1 Gabe, Arist-cl., Mica D 6, 3 x 1 Tbl. über Monate, Chin., Puls., Sulf., Ars., Ign., Verat., Phos-ac., Arg-n., Tarent., Rhus-t.
Antibaby-Pille, Folgen – schlecht verträglich	Phos. D 6, Agn. D 6 (Akne) Lach. D 12 Cimic. D 4, Apis D 4, Okou. D 3 Nos. Oestro-Gesta comb. D 30 (Staufen-Pharma)
Antibiotika-Schäden (Folgen)	Sulf. D 4, Okou. D 3, Thuj. D 4–30, Lach. D 12, Myris. D 4 Penicillin D 30 und entsprechende Antibiotika potenziertes Eigenblut C 7–9 (seltene Gaben, alle 8–10 Tage)

Allgemeines

Arbeit wie ein Berg	Kali-p. D 6
Ärger, Folgen von	Nux-v., Apis, Staph.
Argwöhnische Frauen	Anac. D 30, Hyos. D 30, Merc. D 12
Arrogante Frauen	Pall. D 12, Plat. D 30, 200
Arzneimittel-Intoxikation (-Exanthem, -Allergie)	Okou. D 2–6
Augenbrauen	
– ausfallend und Schamhaare	Hell. D 6
– ausfallend nur seitlich	Agar. D 6, Thuj. D 6
Augenringe, blaue	Anac. D 4–30
– dunkle	Sep. D 6–12, Lyc. D 6–12, Nit-ac. D 6–12
Autoaggressionskrankheiten	Okou. D 3 potenziertes Eigenblut C 7–9, Parabenzochinon D 15
Autoimmunkrankheiten	Nat-m., (Okou.)
Autointoxikation	Sulf. D 12, Okou. D 3, Pyrogenium D 30
– chronische	Kali-br. D 6, Okou. D 6
Autoritäre Frauen	Lach. D 12, Lyc. D 12
„Backfischmittel" (schwärmend)	Apis D 4–6
Bartwuchs bei jungen Mädchen	Lach. D 12, Lyc. D 12, Parabenzochinon D 15–30
Bauch	
– empfindlich	Con. D 6, Bell. D 6–12
– – gegen Berührung	Acon. D 6
– -Schläfer und > durch Bauchlage	Med. D 30
– -Speck, übermäßig	Am-m. D 6–12
Beckenverletzungen	Bell-p. D 3, 4
Beendet nichts, was sie angefangen hat	Med. D 30

Behäbige Frauen, die immer müde und matt sind, unreinlich in der Körperpflege	Am-c. D 12
Beißen, Neigung zu	→ BARTHEL I/110 Bufo D 6–12, Bell., Stram., Lach., Hyos., Verat., Lyss., Calc.
beleidigt, leicht	→ KENT 15/ I 15 Calc-c. D 6–12 (Sep., Staph., Nat-m.), Pall., Anac., Caps.
Beleidigung, kann B. nicht vergessen	Nat-m. D 200, Staph. D 200
Berührung mit anderen Menschen, Verlangen nach	Tub., Con., Puls., Sil., Ars., Nux-v., Lyc.
Berührungsüberempfindlich	Lach. D 12–30, Kali-c., Ox-ac.
Besorgte Frauen	Ign. D 12–30, Lyc. D 30, Puls., Sil., Ars., Nux-v., Ars., Bry., Iod., Sulf.
Blasenschwäche (nervös) – Reizblase – bei jungverheirateten Frauen	Cann-s. D 3 Hauptmittel Petros. D 3, Arist-cl. D 3 Staph. D 4–12
Blaue Mäler bei leichtem Stoß	Phos. D 6, Arn. D 3–4, Lach. D 12
Blutverluste, Folgen von	Chin. D 4–12, Phos. D 6, Kali-p. D 6
Bösartige, rachsüchtige, harte Frauen	Kali-i. D 6–12, Nit-ac. D 12
Boshafte Frauen	→ KENT 20/ I 20 Anac. D 6–30, Nux-v. D 30, Nat-m. D 30 Ars., Sep., Stram., Cupr.
Bulimie s. Anorexie, S. 6	Nat-m., Mica D 6, Plb.
Charakterveränderungen – plötzliche	Med. D 30–200

Allgemeines

Chlamydien-Infektion	Nos. Vaginitis D 15, 30
Cortison-Schäden	Phos. D 12, Cortison D 30, Ars. D 12, Bar-ox-succin., Parabenzochinon
– an Gelenken	Apis (Cushing)
Cushing	Apis D 30
Cutis marmorata	Nux-v. D 6, Puls. D 12, Calc-p. D 6
Damenbart	Sep. D 6–12
Defloration-Zystitis	Staph.
Demütigung, kann geringste D. nicht vertragen	Lyc. D 12–30
– kann D. nicht vergessen	Staph. D 30
Diktatorische Frauen	→ KENT 25/ I 25 Lach. D 12–30, Nux-v. D 30, Tub. D 30, Lyc., Merc., Camph.
Drogensucht	Carbo-v.
Dystrophia adiposogenitalis	Graph. D 10–30, Cimic., Puls., Calc., Aur. D 6–30, Calc., Kali-c., Mag-p. D 6–12, Hypoph. D 1–3, Sulf. D 6–200, Cortison D 15, Luesinum
Egoistische Frauen	→ KENT 94/ I 94 Puls. D 6 (Sulf. Lyc., Luesinum, Merc.)
Egozentrische Frauen, die dominieren wollen	Plat. D 30 („Hypertrophie des Ego")
Ehemann wird vor den Kindern beschimpft	Anac., Lach., Nux-v., Verat., Ars.
Eheschwierigkeiten um das 40. Jahr	Luesinum D 30
Ehrgeizige Frauen – mit Ellbogen	Lyc. Plat. D 6–200
Eifersucht – ärgerlich – beleidigt – Folgen von	→ KENT 26/ I 26 Nux-v. D 6–30 Staph. D 30 Apis D 30

– grundlos, schwärmend	Apis D 6–30 („Backfisch" und klimakterisch)
– mehr oberflächlich, aber penetrant	Lach. D 30–200
– mit viel Seufzen	Ign. D 6–30
– weinerlich, apathisch	Ph-ac. D 6–12
– wütend, meist passiv	Hyos. D 30
Eifersuchtswahn	Lach. LM 6–18, 3 x tgl. 5 Tropfen, bis Lachesis-Symptome auftreten (WIPP)
Eigensinnige Frauen	→ KENT 26/ I 26
Eiskalte, hydrogenoide Frauen	Aran. D 12–30
Elektrisches Gefühl	→ KENT 465/ I 465
Elephantiasis	Ars. D 6, Lyc. D 6, Hydrc. D 6
Emanzipierte Frauen	Sep.
Empfindliche und romantische Mädchen mit Drang zum Singen	Cocc. D 6–12
Enttäuschungen, sehr empfindlich, lange betrübt	Aur. D 12–200
– Folgen von	Cimic. D 12–30 weinerlich, verzweifelt
Epheliden	s. Sommersprossen, S. 19
Erdstrahlen, empfindlich gegen	Calc. D 10
Ernste Frauen	→ KENT 30/ I 30
Erregte Frauen	Mag-p. D 6–30
Erröten, stark vor anderen (Erythema pudendum)	Ambr. D 3–4 (Aml-ns., Glon.)
Erschöpfte Frauen (nach vielen Geburten)	Helon. D 2–4, Sep. D 12, (Alet., Chin., Kali-p.)
– mit Uterus- und klimakterischen Beschwerden	Magn-c.

Allgemeines

Erschöpfte, deprimierte Frauen, die sich nur bei Arbeit oder Zerstreuung wohl fühlen — Helon. D 2–3

Erschütterungen, seelische Folgen von E., weinerlich, verzweifelt — Cimic. D 12–30

Erythrozyanose — Puls. D 4–12, Tub-m.

Examensangst (-Diarrhoe), Reisefieber — Arg-n. D 30, Gels. D 6–12, Tub. D 30, Anac. D 12–30
- Lampenfieber — Stroph. D 2
- Erbrechen am Morgen — Aeth. D 3

Fallen lassen,
- Frauen, die alles — Apis D 4–30 (Ovarialzysten?), Bov. D 6

Faule Frauen
- Abneigung gegen Arbeit — Kali-s. D 6–30
- fett, frostig, frigide — Graph. D 12–30
- hell, frostig, wohlgenährt — Calc-carb. D 12–30
- initiativlos, geistig schwach — Aur. D 12–30
- Lässigkeit — Carb-v. D 12
- Trägheit — Sep. D 12–30

Fernsehschläfer, danach schlaflos — Ambr. D 4, Ars. D 12

Flecken im Gesicht bei jungen Mädchen — Cimic. D 4

„Flitterwochenmittel" (überreizt durch sexuellen Abusus) — Cocc. D 6–30

Fluchen — Anac. D 30

Frauen,
- die eine Abneigung gegen Kinder haben — Raph. D 30

- die nichts beenden, was sie angefangen haben — Med. D 30–200
- die Buchstaben und Worte beim Schreiben auslassen — Kali-p. D 6–12
- die sich nur beim Fernsehen oder unter der surrenden Frisörhaube entspannen können — Cham. D 30–200
- die sich nicht gern fotografieren lassen — Sep. D 12–30
- die fürchten, sich lächerlich zu machen — Nat-m. D 12–200
- die Gegenstände in die Ecken feuern — Staph. D 12–30
- die in Gesellschaft bestrebt sind aufzufallen, zu glänzen, bestätigt, bewundert und umschmeichelt zu werden — Pall. D 12–200
- bei denen alle moralischen Hemmungen fallen — Anac. D 200
- die sich hässlich finden — Tub. D 30
- die verordnete Medikamente nicht nehmen („nützt ja doch nichts") — Ars. D 6–12, Hyos. D 6–30
- die sich in vergangene Sorgen und traurige Gedanken vergraben — Ambr. D 4
- die sich dauernd verschlucken — Meph.
- die sich leicht versprechen — Lyc. D 12–30
- die Widerstand gegen Psychotherapie haben — Nat-m. D 12–200
- die ihren Uterus fühlen — Murx. D 6, Helon. D 2–6

Allgemeines

- die nachts lustig und lebhaft sind — Cypr. D 3–4
- die überempfindlich bei gynäkologischer Untersuchung sind — Plat. D 6–12
- die sich nicht gern schön anziehen — Nat-m. D 12–30

Frieren beständig → KENT 429/ II 23

Frostig, mager, nervös — Sil.
- eiskalt hydrogenoid — Aran.

Furcht, Folgen von — Apis D 30

Gänsehaut → KENT 830/ II 424

Geborgenheit, Verlangen nach — Lac-c. D 15

Gefühl „du taugst nichts" — Lac-c. D 15

Gefühllose Frauen — Anac. D 6–30, Lach. D 12–30

Geistig überforderte Studentin mit Verlust des Selbstbewusstseins — Anac.

Geizige Frauen — Lyc., Sep., Ars., Bry.

Gekränkt, leicht — Sep. D 12–30, Staph. D 12–30

Genitale Hypoplasie — Hyper. D 6

Gerührt, leicht zu Tränen — Lyc. D 12–30, Sumb. D 1–6
- bei geringstem Anlass — Plat. D 12–30

Geschwätzigkeit — Lach. D 12–30, Ambr. D 4
(Verat., Agar., Merc-cy., Pyrogenium D 30, Par., Stict.)

Gewissensbisse, leiden unter — Cycl.

Gewissenhaft, übermäßig — Cycl. D 12–30

Gewissensnot wegen Kleinigkeiten — Sil. D 12–30

Gleichgültig gegen Kranke	Plat. D 12–30, Luesinum D 30, (Ph-ac., Cyt-l.)
Grausamkeit	Anac., Lach., Plat., Lyss., Tarent.
Grimmige Frauen	Stram. D 12–30
Grobheit	Anac. D 12–30
Groll, tiefer	Staph. D 12–30
Größenwahn	Plat. D 6–30, Luesinum D 30, Phos. D 12–30
Haarausfall	→ KENT 185/ I 185
Haare	
– blond	Calc-c., Bell.
– brünett	Nux-v., Bry.
– sehr fett	Bry.
– kraus	Nit-ac.
– rötlich	Phos., Sulf., Sep.
– Schmerz an den	Nit-ac., Anh.
– sehr trocken	Kali-c.
– Enden verfilzt	Bor.
– Waschen, danach jedesmal erkältet	Dulc. D 6
– zart	Phos.
Haarwuchs an ungewöhnlichen Stellen	Lyc. D 6–12
Hals, rote Flecken bei Aufregung	Sep. D 12, Bell. D 12
Handschweiß junger Frauen	Cast-eq. D 200
Harnverhaltung	Con., Prun., Lil., Clem., Meny.
Hartherzige Frauen	Anac. D 6–30, Lyss. D 15–30
Hass	Anac., Lach., Agar.
– plötzlich gegen geliebte Menschen	Tub., Fl-ac.
Hastige Frauen	Lach., Med., Sep., Apis, Ambr., Tarent. (Mosch., Arg-n., Lil-t., Canth., Crot.-h.)

Allgemeines

„Hausputzfieber"	Helon. D 1–3
Haustyrannen	Kali-c. D 30
Heimweh	→ KENT 60/ I 60
– mit roten Backen	Caps. D 6–30
– stiller Kummer	Ign. D 12–30
– magert ab	Ph-ac. D 6–12
– traurig, will allein sein	Carb-an. D 12–30
Heißhunger-Anfälle	Psor.
Heirat, danach Beschwerden	Med. D 30–200
Hellsichtige Frauen	Anh.
Herrschsüchtige Frauen	Lach., Lyc., Phos.
Herzklopfen bei jungen Mädchen	Aur-m-n. D 4–6 Tbl.
Hinterlistige Frauen	Lach., Nux-v., Nat-m., Bell.
Hirsutismus	Glandula suprarenalis D 12–30 alle 14 Tage Testosteron D 15–20 alle 14 Tage Cortison D 15–30 alle 14 Tage Sep. D 12, Bar-c. D 6–12, Nat-m., Carb-v., Petr., Plat.
Hoffnungslosigkeit	Lyc. D 6–30, Psor. D 15–30, Luesinum D 30
Hyperhidrosis	Salv. D 2 (Til. D 2–6, Samb. D 2–6)
Hypogenitalismus	Calc.-c. D 12
Hypophysär fette Typen	Cimic. D 3–12
Hypophysäre Kachexie	Cimic. D 3 (Sabal)
Hysterische Anfälle bei Mädchen	Tarent. D 6
Illusionen, Neigung zu	Lac-can. D 12–30
Imbezillität mit stupidem Lachen	Bufo D 12
Impulse zu vergiften	Lach. D 12–30
Infantilismus	Aur. D 12, Calc-c. D 12, Bar-c. D 12, (Calc-p., Puls., Tub.)

Intersexuelle Typen	Cimic. D 3–12
Intolerante Frauen	Psor. D 15–30
Introvertierte Frauen	Ign.
Jähzornig	Nux-v., Hep.
„Jammerbasen"	Hyper. D 6 Passi. ⌀ (auch im letzten Stadium bei Ca.)
Keifende Weiber	Cham. D 30
Kinder aus dem Haus, danach Beschwerden	Kali-c. D 12–30
Kitzlig, extrem	Phos. D 6–30
Kleptomanie	→ KENT 65/ I 65 Tarent. D 12–15, Caust. D 6–12
Komedonen – schwarze Kuppe	Nat-p. D 6 (Hauptmittel) Nat-m. D 6
Kopfekzem	Vinc. D 4
Krankheit, vor Ausbruch einer K. besonders wohl	Psor. D 30 (Nux-v.)
Kränkungsfolgen	Ign. D 200, Nat-m. D 200
Kummerfolgen	Ign. D 30, 200, Ambr. D 4, Manc. D 12
Lampenfieber mit Herzklopfen	Stroph. D 2 („Fahrschulmittel")
Launische Frauen	Cocc. D 6–12
Lichen pilaris	Puls. D 4, (Ant-c. D 4, Sel. D 4)
Liebeskummer – Gefühl, dass zu wenig Liebe auch im eigenen Geschlecht	Nat-m. D 30 gekränkt
– Folgen von L. bei jungen Menschen	Ph-ac. D 6
– gekränkt	Nat-m. D 30
– unlösbar	Ign. D 200 gekränkt

Allgemeines

– durch Tod	Lach. D 200
– durch Verlust	Nat-m. D 30, 200
Lipome	Bar-c. D 6, Graph. D 12, Lach. D 12, Lap-a. D 12
Lügen	Lach., Luesinum, Plat., Calc-c., Nux-v.
Lymphödeme, akut und chronisch	Sabdariffa D 2
Magere Menschen	→ KENT 426/ I 426 Uran-ars. D 12
Magersucht, hypophysär	Calc-p. D 12, Phos. D 12, Ph-ac. D 12, Nat-m. D 12, Tub. D 30, Luesinum D 30, Sil. D 12, Puls. D 12, Cimic. D 12
Männer, Vorliebe zu älteren M.	Sil. D 12, Puls. D 12
– Abneigung gegen M.	Puls. D 12, Tub. D 30, Am-c. D 12
Mannweiber	Aur. D 12, Bar. D 12
Medikamentenüberempfindlich	s. Arzneimittel S. 7 Cupr. D 6–30
Menschenmenge, Angst in	Arg-n., Aur., Lyc., Nat-m., Puls.
Misstrauisch	Lach. D 12–30
Moralisches Empfinden herabgesetzt	Kali-br. D 12, Anac. D 4–30
Nachgiebig	Sil. D 12, Cycl. D 12
Nachtragend	→ KENT 152/ I 152 Nat-m. D 30 (Nit-ac., Staph.)
Nacken-Ekzem	Nat-m. D 12
Nackt ausziehen, gerne	Verat. D 6
Nase, rote bei jungen Frauen	Ferr. D 6–30 (Nat-c., Bor.)
Nasenbluten in der Pubertät	Croc. D 1–30
Nervöse Beschwerden, allgemein	Ambr. D 3

Neugierig, extrem	Lyc. D 6–30
Neuropathische Frauen, gut aussehend	Croc. D 4–12
Oberschenkel, Wundreiben zwischen den	Graph. D 12
Obstipation	→ KENT 1750/ III 616
Orthostatische Dysregulation	Haplopappus D 2–3
Osteochondrose	Stront-c. D 12, Hecla D 4–12, Calc. D 12
Osteoporose	Calc-fl. D 6 (+ Sil. D 6), Nat-fl., Stront-c. D 12 (Arist-cl. D12, Cimic., Symph., Cortison D 30) *Die Nahrung sollte reich an Kalzium sein, wenig Eiweiß und Kochsalz enthalten; für Bewegung sorgen!*
Oxyuren (auch nach Versagen aller allopathischen Mittel sicher wirkend)	Cupr-o. D 3 (3 x 1 Tbl. 6 Wochen lang)
Partusisten, Schäden	Nos. sdf Fenoterol D 15–30 (Staufen-Pharma)
Periodizität – enorme	→ KENT 490/ I 490 Cedr. D 6
Periorale Blässe	Stram. D 6–30
Prozesssüchtige Frauen	Lach. D 12–30
Rachsüchtig, bösartig	Kali-i. D 12, Nit-ac. D 12
Rauschgiftsucht	Sulf. D 6, Carb-v. D 6
Reinlichkeit – mangelhafte – übertriebene	Sulf. D 6–12 Tub. D 30 (Luesinum D 30)
Rhinitis, chron., junger Mädchen	Puls. D 4–6 (Thuj.)
Riesenwuchs	Conch. D 12–30, Hypophysis D 15–30
Romantisch, sentimental < Mondschein	Ant-c. D 6–30

Sarkastisch	Lach. D 12–30, Med. D 30, Lyss. D 30
Schamhaare ausfallend	
– und Achselhaare	Sel. D 6–12
– und Augenbrauen	Hell. D 6–12
– und Kopfhaare	Nit-ac. D 6–12
Schamlosigkeit	Bufo D 6
Schimpfen	Anac., Tub., Lach., Luesinum
Schlaflosigkeit	→ KENT 371/ I 371
Schlampige Frauen	Merc. D 12–30
Schlankheitsfimmel	Calc-p. D 12
Schmuck, Abneigung gegen	Sep. D 12–30
Schreien, heulen, fluchen, Kleider zerreißen	Verat. D 6
Schüchternheit	Puls. D 4–12, Lyc. D 6, Ambr. D 3, Nat-p. D 6–12
Schwindel	→ KENT 153/ I 153 und NASH*
Selbstvertrauen, Mangel an	→ KENT 94/ I 94 Sil. D 12, Lyc. D 12, Anac. D 12
Seufzen, häufiges	Ign. D 6–30 (Hell. D 6)
Sheehan	s. Magersucht, S. 17
Simmondsche Kachexie	Hypophysis D 1–3 Trit.
Simulation, Neigung zu	Nux-m. D 6–30
Singen, dauernder Drang zum	→ KENT 95/ I 95 Cocc. D 6–30, Croc. D 6, Lach. D 12
Sommersprossen	Calc-c. D 12, Lyc. D 6, Graph. D 12, Ant-c. D 4 (Thuj., Nit-ac.)
Sonne	
– Bestrahlung macht Pigmentierung	Mur-ac. D 6–12

---

* NASH, E. B.: Leitsymptome in der homöopathischen Therapie. Karl F. Haug Verlag, Heidelberg

– Licht verschlechtert	Bell., Agar., Glon., Anh.
– Wende, um die Zeit der SW <	→ BARTHEL II/571 Puls. D 4–30
Sorgen, Folgen von	Ambr. D 4
Sparsame Frauen	→ KENT 55/ I 55
Spricht über ihre Krankheiten	
– gern	Mag-p. D 6, Nux-v. D 6
– ungern	Puls. D 4–30 (Nat-m.)
Spritzenabszess	Led. D 4
Stehlen	Sulf., Calc-c., Sep., Mang.
Streitsucht	Lach. D 12–30, Tarent. D 12–15, Plat. D 12–30
Struma bei jungen Frauen	→ KENT 1442/ III 308 Flor-p. D 15
Suizid-Neigung	KENT 93/ I 93
Sulfonamide, zum Entgiften danach	Sulf. D 12–30, Okou. D 3
Sympathie, starkes Verlangen nach	Caust. D 6–12
Tobsuchtsanfälle	Stram. D 30–200, Merc-c. D 12–30
Trauer, Folgen von	Nit-ac. D 12–30
Trost	
– ablehnend	Nat-m. D 12–200, Nit-ac. D 12
– bedürftig nach	Puls. D 12–200, Phos. D 12–200
– trostlos	→ KENT 111/ I 111
Untröstlich	alle Säuren können in Frage kommen
Überhebliche Frauen	Plat. D 12–200
Unbarmherzig	Anac. D 12–30, Plat. D 12–200
Undankbar	Sulf. D 12–30, Tarent. D 12–200
Ungeschicklichkeit der Hände, lässt Dinge Fallen	Apis D 4–30, Bov. D 6–12
Ungeschickte Frauen	Agar. D 6

– „Die Ungeschickte, Nervöse"	Apis D 6–30
Unsaubere Frau	Am-c. D 4–6
Unzufriedene Patientin	meist Nat-m. D 12, Tarent. D 12
Venektasien	Thuj. D 4–30
Venen der Haut, durchscheinend	Ferr. D 6–12
Venenschmerzen in den Beinen	Mill. D 4, Tarax. D 3–4
Verachtet zu sein, Angst	Lac-c. D 15
Verachtung anderer	Plat. D 12–200
Verlassensein, Ideen von	Cycl. D 12–30
Verleumdungsneigung	Anac. D 4–30, Lach. D 12–30
Verreisen bessert die Beschwerden	Helon. D 2–3
Verschwenderisch	Caust. D 12–30
Verwahrloste Frauen	Sulf. D 30–200 (Kommune, Hasch usw.) Sul-ac. D 12–30 (Alkohol)
Verzweifelt	Cimic. D 4–30, Ph-ac. D 6–30
Virile Frauen (s. auch intersexuelle)	Aur. D 12–30, Bar-carb. D 12
Wasserscheue Frauen	Hyos. D 30 (Nabelschnurumschlingung bei Geburt?)
Weinen und weinerliche Frauen	→ KENT 144/ I 144
– kann nicht ohne Weinen sprechen	Med. D 30–200
Widerspruch, verträgt keinen	Lyc., Aur., Sep., Sil., Ign.
Widerspruchsgeist	→ KENT 26, 147, 151/I 26, 147, 151
„**Witwenmittel**"	(Folgen plötzlicher Abstinenz) Apis D 4–6

Wutanfälle, heftige	Hep. D 30, Tub. D 30, Pulx. D 30
Zärtlichkeitsbedürfnis, großes	Lyc. D 12–30
Zärtlichkeit, Abneigung gegen	Nit-ac. D 12, Cina D 12
Zellulitis	Harp. D 1–3, Nat-s. D 12 und Sol-v. Ø-D2 (Apis, Sil.)
– bes. Hüften und Becken	Thuj. D 6–30 → VOISIN 114 (günstig ist eine Darmkur nach F. X. Mayr)
Zerreißen von Sachen	Tarent. D 12–30
Zerstörungswut	Tub. D 30, Agar. D 6, Tarent. D 6, Verat. D 6
Zornig, danach schlaflos	Bry. D 30, Tub. D 30, Mag-c. D 30
Zwergwuchs	Luesinum D 30–200, Bar-c. D 12–30, Conch. D 3, 4, Epiphysis D 12–30

Menstruation

Die Homöopathie ist eine individuelle, personotrope Medizin, die den ganzen Menschen behandelt. Es wundert daher nicht, dass die Menses-Symptome so mannigfaltig sind. Sie sind deshalb so bedeutend, weil es nicht nur darum geht, einzelne Störungen zu beseitigen, sondern weil sie auch wichtige Hinweise auf die Konstitution sowie auf die Wahl des passenden Arzneimittels bei *anderen* Erkrankungen geben.

Die Menstruation ist gleichzeitig eine Ausscheidungsphase (Stoffwechselreinigung). Ihre Unterdrückung führt daher oft zu einer „menstruellen Retentionstoxikose" (ASCHNER). Man denke daran auch bei Einnahme der Antibabypille!

Verschiedenes bei der Periodenblutung

→ KENT 1897 / III 763, KLUNKER III 520

Blutung
- nur tagsüber *Puls.*, Cycl., Caust.
- nur morgens Sep., Bov., Carb-an.
- nur morgens und abends Phel.
- tagsüber weniger Am-m.
- nur abends Coff.
- nur nachts Mag-c., Nat-m., Cycl., Bov., Coff.
- nur im Schlaf Mag-c.
- im Liegen Bov., Coc-c., Kreos., Mag-c.
- vermehrt nachts *Mag-c.*, Mag-m., Nat-m., Bov., Puls., Sep., Sulf., Zinc., Ferr., Am-c., Coca ∅-D 6
- nach Anstrengung einsetzend Calc-c., Bov.
- nach Kummer einsetzend Ign.
- nur beim Gehen Lil-t.
- beim Gehen am stärksten Puls.

– nur beim Wasserlassen	Coc-c. D 4
– lange	→ KENT 1899 / III 765
– blass	Ferr-p., Graph., Nat-m., Sulf.
	(Sep., Puls., Bell., Phos., Sabin., Kali-c.)
– braun	Bry. (Nit-ac., Puls., Sep.)
– dick	Puls. (Graph., Lil., Plat., Sulf., Nux-v.)
– dunkel	(vgl. S. 42–50)
	Puls., Plat., Croc., Calc-p., Nux-v., Cham., Ham., Sec., Ust., Sulf., Ign., Graph., Nat-m.
	Lac-d. D 12 scharf, Periode unregelmäßig, verspätet, Andrang zum Kopf, kalte Hände, Übelkeit, Schwindel
	Mag-c., Mag-m., Mag-p., Am-c., Am-m.
– dünn	Ferr., Nat-m., Puls., Tell., Carb-v., Lyc.
– – wässrig	Aeth. D 6–30, Alum.
	Lac-d. D 12 farblos, dunkel, scharf
	Goss. D 6
– fadenziehend	Croc., Plat., Lac-c., Ign., Sep., Mag-c., Puls., Elaps D 6
– heiß	Bell.
– wie Fleischwasser	Nat-c., Nit-ac.
– schwarz	Puls., Cycl., Croc., Plat., Ign., Kali-n., Lach., Lyc., Sulf., Nux-v., Sang.
	Xan. fast schwarz, dick
	Jug-r. nur schwarze Klumpen
– membranös	Ust. S. Dysmenorrhoea membranacea S. 61
– wechselnd im Aussehen	Puls.
– zäh	Croc., Plat., Puls., Ign., Sep., Lac-c., Mag-c.
– mit Klumpen	→ KENT 1899 / III 765
	Bell., Calc-c., Calc-p., Plat., Lach., Cham., Cycl., Puls., Sabin., Murx., lp., Rhus-t., Sulf., Coc-c., Cycl., Lac-c.
– – hört im Liegen auf	Lil-t.
– – im Liegen vermehrt	Puls.
– enthält Klumpen	Bell., Sabin., Sec.
	(Chin., Cham., Ferr.)
– mit Membranen	Vib., Cham., Phos., Bov., Sep., Lac-c., Nat-m., Sulf., Kali-c.
– – schwarzen Klumpen	Jug-r.
– scharf, wundmachend	Kali-c., Lach., Sil., Sulf.

	(Ars., Graph., Carb-v., Caust., Tell., Canth.) Lac-d. D 12 dunkel, wässrig
– macht beißenden Schmerz am Genitale	Rhus-t.
– mit sexueller Erregung	Dulc., Merl.
– intermittierend	Nux-v.
– schwer auszuwaschen	Mag-c., Med.
– übelriechend	→ KENT 1902 / III 768, KLUNKER III 553 *Pyrogenium*, Sang., Sec., Med., Kali-c., Bell. (dunkel), Ign., Bry., Kreos., Sabin., Carb-v., Helon. (Kali-p., Kali-c., Croc., Lil-t., Plat., Psor. (stinkender Aasgeruch), Sil., Nux-v., Sep., Tell., Sulf., Aran. (Geruch nach Ammoniak), Ust.
– unregelmäßig	→ KENT 1902 / III 768 Puls., Ign., Sep., Lach., Apis, Cimic., Calc-c., Senec., Sec., Sulf., Arg-n., Con., Lyc., Nit-ac., Nux-v., Nux-m. (mit trockenem Mund), Sil., Staph., Tub.
– erneut bei eben beendeter Periode	Acon. D 4–30
Körpergeruch zur Periodenzeit, stark, übel	Psor. D 30, Stram. D 6–30
Schielen bei Periodenstörung	Cycl. D 6–12
Akne durch menstruelle Unregelmäßigkeiten	Puls., Arist-cl., Graph., Cimic., Sang., Nat-m., Kali-c., Sars., Thuj., Verat., Aur-m-n., Berb., Calc-c., Con., Kali-bi., Kreos., Zinc.
Perioden-Begleiterscheinungen	s. im Kapitel: Vor, bei, nach Periode, S. 64 ff.
Blasenbeschwerden	immer mit Uterusbeschwerden (Dysmenorrhoe) Senec. D 1–3 Kreuzschmerzen, blass, nervös Hydrc. D 2–12 Reizung des Blasenhalses
Dysmenorrhoe	s. S. 53
Menstruations-Kopfschmerz – Migräne	s. S. 62
Gefühl, als ob die Periode sofort käme, kommt aber nicht	Goss. D 6

Perioden-Störungen

→ KENT 1897 / III 763, KLUNKER III 522)

Die homöopathische Behandlung der Perioden-Störungen ist besonders dankbar. Es gelingt meist nicht so schnell wie mit Hormonen, sofort die Periode zum gewünschten Zeitpunkt zu erreichen (die dann oft keine echte ist, sondern eine Hormonabbruch-Blutung), dafür ist die Wirkung des homöopathischen Mittels eine echte. Sie regt die Hormondrüsen zu eigener normaler Tätigkeit an. Die Anlaufzeit ist oft (nicht immer) länger, der Erfolg hält dann aber meist nach Absetzen des Mittels auch an.

Es gibt nicht wenige Patientinnen, die Hormone nicht vertragen oder bei denen sie kontraindiziert sind. Hier ist die homöopathische Behandlung besonders aktuell.

Periode unregelmäßig	→ KENT 1902 / III 768 Cimic. D 4–12, Nux-m. D 4–12, Arg-n. D 6–12, Nit-ac. D 6–12 Sep. D 6–12, Lach. D 12, Senec. D 2–4, Lyc., Con., Sil. (Calc-c., Calc-p., Cycl., Phos., Kali-p., Puls., Lil-t., Sec., Tub., Apis, Ign.) Nux-v., Okou.
Amenorrhoe	→ KENT 1897 / III 763, KLUNKER III 522

Je länger die Amenorrhoe besteht, desto schwieriger ist ihre (allopathische und homöopathische) Behandlung. Besteht sie länger als ein halbes Jahr, so ist es oft ratsam, zuerst eine künstliche Blutung mit Hormonen zu erzeugen und danach das homöopathische Mittel zu geben. Besteht eine ganz junge, noch nicht erkennbare Gravidität, so kann durch die homöopathischen Mittel kein Schaden angerichtet werden.

Acon. D 3–6	Schreckamenorrhoe (Op., Ign.), Folgen von trockener Kälte, Gemütserregung, Ärger, Furcht (Nux-v.)
Arist-cl. D 12	besonders bei Hypoplasie, anovulatorischen Zyklen und Zyklen mit verspätetem Eisprung, evtl. im Wechsel mit Mang. D 6
Cimic. D 3–4	Amenorrhoe durch Kälte, Fieber, Aufregung, intersexueller Typ (auch hypophysär mager, fett)
Graph. D 6–12	hypothyreotisch, fett, frostig, obstipiert, faul
Puls. D 4–30	Erkältungsamenorrhoe durch nasse Füße, Amenorrhoe mit Asthma (Spong.), Abneigung gegen Fett, evtl. mit Verat-v. D 3 im Wechsel (oder mit Kali-s.)

Perioden-Störungen

Senec. D 1–3–12	Amenorrhoe junger Mädchen (Apis), Amenorrhoe (dafür Kitzelhusten), Nasenbluten bei Aussetzen der Periode
Sulf. D 12	Amenorrhoe nach Krankheiten, besonders nach Grippe, durch Unterdrückung

Weitere Mittel bei Amenorrhoe

Phos-ac. D 3–6,	
Alnus ∅-D 6, Abrot.	
Am-n.	mit brennendem Schmerz vom Rücken zum Schambein
Ant-c. D 4	Amenorrhoe vom Kaltbaden
Apis D 4–6	Amenorrhoe junger Mädchen (Senec.)
Apoc. D 4	Amenorrhoe mit Blähungen
Ars-i. D 6–12	mit anämischen Kopfschmerzen und Atemnot
Art-v. D 1–2	(eventuell Tee)
Aur. D 6–12	
Aven. ∅	
Bar-c. D 6–12–30	alles kommt zu spät
Bell. D 4	
Bell-p. D 3–4	mit Beckenkongestion und Schmerzhaftigkeit des Uterus
Berb. D 2–4	statt Periode Abgang von wässrigem Blut oder Schleim
Bry. D 6	Amenorrhoe durch Reisen (Plat.), vikariierendes Nasenbluten (Überhitzung, Erkältung bei heißem Wetter)
Calc-c. D 6–12	Amenorrhoe nach Erkältung bei Pastösen (Calc-p.)
Cann-s. D 6	Amenorrhoe bei physischer Überanstrengung
Carb-s. D 6, Caul. D 6,	
Cina, Con. D 6, Cardiosp.	
Cina	bei jungen Frauen
Cupr. D 4, 6	Amenorrhoe nach Kaltbaden, Amenorrhoe führt zu Epilepsie (Gels.)
Cycl. D 4–12	seelische Depression, körperliche Überanstrengung, Sehstörungen
Dam. D 3	Hypoplasie, Frigidität, Dysmenorrhoe, Fluor
Dulc. D 4, 6	Amenorrhoe durch Kälte, Feuchtigkeit Amenorrhoe, dafür Nasenbluten oder Brustschwellung
Ferr. D 4, 6, 12	Amenorrhoe bei Anämie, frostig (Periode sonst verfrüht, verstärkt, verlängert) bei Jugendlichen mit Nasenbluten

Ferr-i. D 4, 6	
Gels. D 4,6	Amenorrhoe mit Schwäche, Apathie, Aphonie, Schlafsucht; Unterdrückung führt zu Hirnreizung, Epilepsie (Cuprum)
Goss. D 6	Gefühl, als ob die Periode kommen wollte; Amenorrhoe von Anämie mit Dyspepsie und Schwäche
Hell. D 4,6	Amenorrhoe durch enttäuschte Liebe (Psychose bei Amenorrhoe)
Helon. D 3–4	
Hyos. D 6	
Ign. D 6	Amenorrhoe durch Schreck (Acon., Op.), Kummer, Gemütserregung (Nux-v.), paradoxe Symptome
Kali-c. D 4, 6	lymphatisch, dick, frostig, Kreuzschmerzen
Lach. D 12–30	durch Unterdrückung (AB-Pille)
Leon. D 1–6	mit spastischen Bauchschmerzen und nervöser Reizbarkeit
Lith. D 6	mit Kopfschmerz, Luesinum D 30
Lyc. D 6–12	durch Schreck
Mang. D 6–12	asthenisch, hydrogenoide Konstitution, evtl. im Wechsel mit Puls.
Merl. D 6	(evtl. Orgasmus bei Periode)
Mosch. D 6–12	Amenorrhoe mit Ohnmachtsanfällen (Nux-m.)
Nat-m. D 6–30	durch Flucht, mager, trotz gutem Appetit, Hyperprolaktinämie
Nep. D 3–12	
Nux-m. D 6–12	Amenorrhoe mit Ohnmachtsanfällen, durch Gemütserregung, Überanstrengung
Nux-v. D 6–23	Amenorrhoe durch Gemütserregung, Ärger (Acon., Ign.)
Op. D 6	Amenorrhoe durch Schreck (Acon., Ign.)
Podo. D 6	Amenorrhoe mit Pressen im Schoß
Polyg. D 6–12	Amenorrhoe führt zu Abneigung gegen Koitus
Psor. D 30, Sep. D 6–12, Sil. D 6–12, Phos. D 1	
Rub-t. Ø	blass, anämisch
Spong. D 2–6	Amenorrhoe mit Asthma (Puls.)
Staph. D 4–30	Amenorrhoe durch Ärger (Nux-v.)
Thal. D 6–12, Torm. D 20,30	
Thuj. D 4–30	Amenorrhoe nach Pockenimpfung
Urt-u. D 4–12, Xan. D 2	
Zinc. D 6–12	Amenorrhoe in der Menarche mit Herunterkommen, langsame Auffassungsgabe, gutartig, Ovarialgie links

Verat. D 4, 6 (sonst Periode verspätet)
Ovaria siccata D 3 Tbl.
Hypophysis, Follikulin, Ovariin je in D 3 können evtl. zusätzlich zu den anderen Mitteln gegeben werden (auch Injektion).
Tub. D 30, Med. und andere Nosoden (z. B. Parotitis D 30) nach den entsprechenden Krankheiten sind oft sehr erfolgreich.

Weitere biologische Zusatzmittel
- Massage der Zonen D 10-L 4, Moorbäder
- Schröpfen an der Innenseite der Oberschenkel
- Akupunktur MP 6(d), Di4(7), Ko4(1)
- Reibesitzbad nach KUHNE:

Kaltes Wasser in einen Bottich, 2-3 Stunden stehen lassen. Schmales Brett darüber. Nur den Unterleib frei machen! Mit kaltem Waschlappen 5-10 Minuten gegen die Vulva spritzen (evtl. steigern) (vgl. LÖHLE, Hom. Monatsblätter 97/9, 1972, 210).

Periode unterdrückt	→ KENT 1902 / III 768, KLUNKER III 769 s. auch „Statt Periode"
– aus geringstem Anlass	Bry. D 3–6
– Folgen von, oder Verschlimmerung durch Unterdrückung	Mosch. D 3–12
Statt Periode oder Periode unterdrückt, dafür Abgang von wässerigem Blut oder Schleim	Berb. D 4
– Asthma	Asaf. D 4, Puls. D 4, Spong. D 4–6
– Bewusstlosigkeit	→ KENT 19 / I 19 Lach. D 12–30
– Blähbauch, schmerzhafter	Cast. D 4
– Blutungen vikariierend	
– – Blase	→ KENT 1851 / III 717
– – blutiger Husten	Senec. D 1–3
– – Nase	→ KENT 1286 / III 152 Erig. D 3–6, Lach. D 12, Phos. D 6–12, Senec. D 1–3 (Puls., Bry., Ham., Abrot., Dulc.)
– – blutiger Stuhl	Graph. D 6–12, Ust. D 4, Ham. D 2, Zinc. D 6 Senec. D 1–3 blutige Diarrhoe

– Brustschmerzen	Zinc. D 6–30
– – Schwellung	Dulc. D 4–6
– Diarrhoe	Senec. D 1–3
– Epilepsie	Gels. D 4–12, Cupr. D 6–12
– Erbrechen	→ KENT 1591 / III 457
– Fluor	Chin. D 4–12 blutig, stinkend, schwächend (Chen. D 6 und weinerliche Depression Xan. D 6–30)
– Galaktorrhoe	Merc. D 12
– Gefühl, als ob die Periode kommen wollte, kommt aber nicht	Goss. D 6
– Gelenkschmerzen	Lach. D 12–30
– Hämatome	Senec. D 1–3
– Hämorrhoiden	Sulf. D 12, Phos. D 6–12
– Harndrang	Puls. D 4–30
– Herzklopfen	→ KENT 631 / II 225
– Hirnkongestion	Verat-v. D 6–12
– Husten trocken (blutig)	Senec. D 1–3, Cop. D 3–4
– Ikterus	Chion. D 3
– Kitzelhusten	Senec. D 1–3
– Kopfschmerzen	Lach. D 12–30, Verat. D 4–6 (Lob. D 4 links Schläfe, Glon. D 6)
– Krämpfe	Gels. D 4–12 epileptiforme Cupr. D 6–12 zur Brust ausstrahlend Verat. D 4 Cast. D 4 < Kaffee
– Kreuzschmerzen	Lob. D 4
– Milchsekretion	Puls. D 4, Cycl. D 12 (Merc., Chin., Tub., Phos., Lyc., Rhus-t.)
– Nierenbeschwerden	Helon. D 2–3
– Nymphomanie	Zinc. D 6–30
– Obstipation	Graph. D 6–12 (Ham. D 2)
– Ödeme	Senec. D 1–3
– Psychosen	Verat. D 6, Hell. D 4
– rheumatische und nervöse Störungen	Cimic. D 4–12

– Rhinitis wässerig	Senec. D 1–3
– Schwindel	→ KENT 165 / I 165 Sabin. D 4–12
– Steißbeinschmerzen	→ KENT 737 / II 331
– Störungen verschiedener Art	Glon. D 3–6
– Struma mit Exophthalmus	Ferr-i. D 6
– Übelkeit	→ KENT 1613 / III 479 Puls. D 4–30
– Unruhe	→ KENT 85 / I 85
– Zittern der Füße	Puls. D 4–30
– Zystitis, Pollakisurie	Senec. D 1–3

Amenorrhoe

– nach Absetzen der Pille	Lach. D 12, dazu Sumb. D 3
	Oestro-Gesta comb. D 15, 30 (evtl. Injektion)
	  (Staufen-Pharma, Göppingen)
	  (Cimic., Puls., Calc-c., Caust., Senec., Sep., Plat.)

– nach Abstillen	Sep. D 6–12, Arist-cl. D 3
– nach Anstrengung	Cycl. D 6–12, Nux-m. D 6
– nach Ärger	Acon. D 6–30, Coloc. D 4–6, Cham. D 30, Nux-v., Staph.
– nach Grippe	Sulf. D 12–30
– nach kaltem Baden	Ant-c. D 4, Acon., D 4–30, Mosch. D 3 Cupr. D 6–12
– führt zu Epilepsie	(Gels.)
– nach Furcht	Acon. D 30
– nach kaltem oder warmem Bad	Nux-m. D 6–12
– nach kaltem Wasser	Con.
– nach Erkältung, nassen Füßen	Puls. D 4–12 (+ Verat-v. D 3 im Wechsel, Calc-p.)
– nach Durchnässung, Erkältung	Dulc. D 4–6
– nach Erkältung bei Pastösen	Calc-c. D 6–12
– durch Kälte, Fieber	Cimic. D 4, Senec. D 6 (Kälte)

– durch enttäuschte Liebe	Nat-m. D 30–200, Ign. D 30–200, Phos-ac. D 30
– durch unterdrückten Fußschweiß	Sil. D 12, Cupr. D 12
– durch allgemeine Schwäche	Parth. D 3
– durch Zorn	Cham., Coloc., Nux-v., Staph.
– durch psychische Überanstrengung	Cann-s. D 6
– durch Gemütserregung, Aufregung	Nux-m. D 3–6, Ign. D 6–30, Cimic. D 6
– durch Flucht	Arist-cl. D 12, Nat-m. D 6–12
– durch Lager	Arist-cl. D 12
– nach Schreck	Acon. D 6–30 (Op., Ign., Nux-m., Lyc.)

Pubertät Oft angezeigte Mittel sind Calc-p. und Senec.

– wenn Krankheiten in der P. sich verschlechtern	Puls., Senec., Cimic., Agar.
– vor P. Depression	Calc-p., Lach., Ars., Hell.
– verzögert	Zinc. D 6–30
– praecox mit Makrogenitosomie	Epiphysis D 1–3 Trit.
– Akne	Puls., Arist-cl. Jug-r., Calc-p., potenziertes Menstrualblut C 7
– Atem stinkend	Aur. D 6–12
– Chorea	Zinc. D 30
– Depression vor der P.	→ KENT 91 / I 91
– Depression in der P.	Manc. D 12 mit gesteigertem sexuellem Verlangen
– Epilepsie	Caust. D 6–30
– Galaktorrhoe	Puls.
– Hysterie	Zinc. D 30
– Kopfschmerz	Croc. D 4–6, Calc-p. D 6–12 Schulkopfschmerzen
– Manieriertheit, geziertes Wesen oder Gereiztheit bei sexuell besessenen jungen Mädchen (Onanie)	Orig. D 30

Perioden-Störungen

- Nasenbluten Croc. D 2–30 (Nat-n.)
- nervöse Störungen Cast. D 4
- Psychose Hyper. D 4–6
- Struma Ferr-i. D 6–12, Calc-i. D 6
  Hed. D 6   < im Winter
  Mag-p. D 6, Hydr. D 4   (keine süße Milch!)
- Uterus-Blutung vor P. Cina

Menarche
- zum Einspielen der Dam. D 1–3
  Periode
- Uterusblutung vor der Cina D 4–12
  Pubertät
- vorzeitige, zu frühe M. → KLUNKER III 526
  Acon. D 3
  Calc-c. D 12   mit Herzklopfen (Kopfschmerzen)
  und Mammaschmerzen
- verzögerte, zu späte M. → KLUNKER III/539
  Bar-c. D 12, Kal-c. D 4–12
  Arist. D 3–12   schwerer Durchbruch der 1. Periode
  Puls., Aur., Sep., Ferr., Sulf., Caust., Melis.
  Dam. D 3   bei schwachen, traurigen Mädchen
- mit M. stinkender Tell. D 6–12
  Achselschweiß

Mittel bei schwacher Periodenblutung
(verfrüht, verspätet, unregelmäßig, Hypo-Oligomenorrhoe)

→ KENT 1901 / III 767

Die Ursachen sind vielfältig. Zunächst muss man an konstitutionelle Ursachen denken. Ist bei einer schwachen Blutung die Basaltemperaturkurve normal und bestehen keine Beschwerden, so ist eine Behandlung nicht angezeigt.
Die meist indizierten Mittel sind die auch bei Amenorrhoe aufgeführten:

Puls. D 4–30
Arist-cl. D 3–4
Cimic. D 3–12
Cycl. D 4–30
Graph. D 8–30
Kali-c. D 4–30
Mag-c. D 6–12
Nat-m. D 6–30
Phos. D 6–12
Sep. D 6–12   nur 1 Tag Blutung
Sulf. D 6–12

Allein oder zusätzlich zum Simile können auch Organpräparate gegeben werden:
Hypophysis D 4–6 (vom 8. bis 18. Tag zu geben)
Ovariinum D 6–15   besonders im Klimakterium, nach Ovaroperation
Corpus luteum D 12–15

Am sichersten ist es, wenn man unter den oben und unten aufgeführten Mitteln das individuell passende Mittel (das Simile) sucht (die meistgebrauchten Mittel im Fettdruck).

Periode alle 28 Tage (schwach)	Charakteristisches	
Agn. D 2–12	Abscheu vor Koitus, Fluor alb.	auch stark
Anac. D 4–12	Fluor alb. mit Wundheit und Jucken	
Arg-n. D 6–12		meist stark

Mittel bei schwacher Periodenblutung

Periode alle 28 Tage (schwach)		Charakteristisches	
Aquilegia D 2		Schmerzen rechte Lende	
Berb. D 2–4		< bei Bewegung	
Castoreum D 2–6			
Coloc. D 4–6			
Gels. D 4–6		Dysmenorrhoe, periodisch besser und schlechter werdend	auch stark, zu früh
Form-ac. D 6			
Gnaph. D 3–12		starke Dysmenorrhoe, bes. am 1. Tag, Waden- und Fußkrämpfe, Blut schokoladenfarbig	
Goss. D 6		vor der Periode Kreuz- und Ovarschmerzen	
Lach. D 12, 15	stinkt	< Schlaf, Wärme > der Beschwerden bei eintretender Blutung	auch stark, gussweise
Lil-t. D 3		Prolapsbeschwerden, Blut geronnen, übelriechend, scharf, fließt nur bei Bewegung	
Lyc. D 6–12			auch stark und früh
Meli. D 2		intermittierend	
Melis. D 6		bei frigiden jungen Mädchen	
Merl. D 6		Orgasmus bei Blutung	
Ovariinum D 6–15			
Sabad. D 6		bei schwachen, frostigen, nervösen, furchtsamen Frauen	

Periode zu früh (schwach)		Charakteristisches	
Acet-ac. D 4–6		schwach und schwächend	auch stark
Alum. D 3–30	blass	danach Erschöpfung	auch spät

Periode zu früh (schwach)		Charakteristisches	
Apis D 4–12		Dysmenorrhoe, bei Periode Mittelschmerz	auch stark, meist spät
Arist-cl. D 12		ähnlich Puls., aber mürrisch, gereizt, frostig, < allgemeine Wärme > lokale Wärme	auch stark, selten spät
Arg-n. D 6–12			meist stark
Ars. D 6–12			meist stark
Asar. D 1–3			
Bar-c. D 6–12	scharf	gesteigerte Sexualität	
Benz-ac. D 3–6		danach große Schwäche	auch stark
Buth- a. D 4		hört mit Kolik auf, Brustschmerzen	
Cast. D 3–12		Hysterie- und Rekonvaleszenzmittel, Schenkelschmerzen	auch stark
Cimic. D 3–12		Rheuma, Migräne, (fette, magere) intersexuelle Typen, depressiv	auch früh, stark, auch spät
Cycl. D 4–30	klumpig, nur untertags	nervös, Migränekopfschmerz, Durst, Flimmern	auch früh, stark, auch spät
Ferr. D 6–12 (Ferr-p.)			meist stark
Form. D 4–12	blass, spärlich	Pressen im Uterus, Herabdrängen	
Kali-c. D 4–30		schwerer Durchbruch der 1. Periode	auch stark, auch spät
Kali-p. D 6		bei Pulsatilla-Naturen (STAUFFER)	auch spät
Lac-c. D 12			meist stark
Mag-s. D 4–12			auch stark, schwarz, dick, auch spät

Mittel bei schwacher Periodenblutung

Periode zu früh (schwach)		Charakteristisches	
Mang-ac. D 4	hell, wässrig, scharf, kaum 1 Tag	Asthenica (im Wechsel mit Aristolochia)	
Manianum D 6	schwarz, dick		auch stark
Nat-c. D 4–12		< nachmittags, > durch Bewegung Fluor < durch Koitus, Diarrhoe nach Milch (ähnlich Nat-m.)	auch spät
Nat-m. D 6–12		Sexualität vermindert, scharfer Fluor, nachtragend	auch spät
Nat-p. D 6–12	wässrig		
Nit-ac. D 6			auch stark
Ol-an. D 6–12			
Pall. D 6–12			auch stark
Phos. D 6–12		blass, anämisch, nervös	auch spät, auch stark
Penicillin D 15			auch stark
Psor. D 30			meist stark
Puls. D 4–30		auch unregelmäßig	selten, stark
Rauw. D 6–8		mit Krampfschmerz	
Sep. D 6–15	stinkend	Senkungsgefühl, Asthenica	auch spät
Sulf. D 6–30			meist stark
Thall. D 6–12			
Thuj. D 4–12		vorher Schweiße, hydrogen. Konstit.	auch spät, auch stark
Zinc. D 4–6			auch spät, auch stark

Periode zu spät (schwach)		Charakteristisches	
Abrot. D 4, 6			
Alet. Ø-D 6			auch stark, früh
Alum. D 4–12	blass	nachher Erschöpfung	auch früh
Ant-t. D 6			
Arist-cl. D 12		ähnlich Puls., aber mürrisch, gereizt, Gewichtszunahme, frostig, < allgemeine Wärme, > lokale Wärme	auch früh, auch stark
Art-v. D 1–12			auch stark
Aster. D 6–12			
Aur. D 4–6			auch stark
Bar-c. D 6–12			
Bry. D 6			
Calc-c. D 6–12			meist früh, stark
Carb-s. D 6			
Cardios-h. D 3–4			
Caust. D 4–6		nur bei Tag fließend (Cycl. Puls.)	
Cimic. D 3–12		depressiv, Rheuma, Migräne, hypophysär fett, mager, intersexuell	auch stark, früh, auch früh
Con. D 4–6	bräunlich		
Cycl. D 4–12	klumpig, tagsüber	nervös, Kopfschmerz, Migräne, nur Durst, Flimmern, Fluor alb.	auch stark, früh, auch früh
Dulc. D 4–6	heiß	< abends, > Wärme, Bewegung, sex. Erregung bei Periode	
Euphr. D 4–12	1 Stunde, 1 Tag		
Ferr. D 6–12			meist stark
Graph. D 6–12		alles kommt zu spät; fett, faul, frostig, verstopft, frigid, hypothyreoid	
Goss. D 3–6	wässrig		

Mittel bei schwacher Periodenblutung 39

Periode zu spät (schwach)		Charakteristisches	
Hed. D 3–6		Fluor vor der Periode	
Hep. D 3–12		< trockenes Wetter, > Regen, feuchte Wärme	
Hyos. D 6–30			
Hyper. D 1		Anämie, Depressionen, Hypoplasie	
Hypophysis D 3–6		vom 8.-18. Periodentag zu geben	
Kali-c. D 4–30	stinkend	schwerer Durchbruch der 1. Periode, Kreuzschwäche, Pruritus bei Periode	auch früh, auch stark
Kali-p. D 6			auch früh
Kali-s. D 6–12		„reizbare Pulsatilla"	
Lac-d. D 12	dunkel, scharf, farbloses Wasser		
Lach. D 12			meist stark
Lact. Ø			
Leon. D 2–4			
Lith. D 3–6			
Luesinum D 30			
Mag-c. D 4–12	dunkel	im Schlaf stark, dunkel	auch stark
Mag-s. D 4–12	dunkel		auch stark, auch früh
Magnolia D 3–12	blass	spärlich, rheumatische Schmerzen	auch Metrorrh.
Morph. D 12–30		unregelmäßig, anovulatorisch	
Nat-c. D 4–30		< nachmittags, > durch Bewegung, Diarrhoe nach Milch, Fluor < Koitus	auch früh
Nat-m. D 6–30		Sexualität vermindert, nachtragend, scharfer Fluor	auch früh, auch stark
Nat-s. D 6–12		Tendenz zu Fettsucht, derber Bauchspeck	
Nicc. D 6		Fluor wässrig	auch stark

Periode zu spät (schwach)		Charakteristisches	
Phos. D 6–12		blass, anämisch, nervös	meist früh, auch stark
Plb. D 6–12			
Podo. D 3–6		Verlangen, die Lebergegend zu reiben	
Pulx. D 6		Pollakisurie, schmerzhaft, vor P., Speichelfluss	
Puls. D 4–30		Venosität, milder Fluor	alle Arten
Sabal D 3		Krämpfe	
Sanic. D 6		Dysmenorrhoe	
Sars. D 6			
Senec. D 1–3			auch früh, stark
Sep. D 6–12	stinkend	Asthenica, subikterisch, Senkungs-Gefühl	auch früh, unregelmäßig, selten stark
Sulf. D 6–12	dick, scharf		auch früh, stark
Tub. D 30			meist stark
Uran. D 12		mit Rückenschmerzen	
Vib. D 2	stinkend	mit Elendigkeit, Krämpfe	
Zinc. D 6–12			auch früh

Zu starke Periodenblutung
(Menorrhagie, Hypermenorrhoe, Polymenorrhoe)

→ KENT 1899 / III 765, KLUNKER III 530

Je nach der Diagnose bzw. Ursache ist evtl. auch in den Kapiteln über Endometritis, Myom, Hypertonie oder klimakterische Blutungen nachzusehen.

Die meistgebrauchten Mittel sind

Bell. D 3–4	hell, klumpig, zu früh; Blut heiß, übelriechend, Blutandrang, Pulsieren, Koliken vor der Periode (alle 2 Stunden 5–10 Tropfen)
Erig. D 1–3	hell, ruckweise, bei Bewegung
Mill. D 1–4	hell, zu früh (eventuell stündlich geben)
Sabin. D 2–3	hell, zu früh, klumpig
Ust. D 2–4	hell (auf Diagnose evtl. 2-stündl.)
Agn. D 3–6	depressiv, Sexualität vermindert (evtl. mit Sul-ac. D 3 im Wechsel)
Calc-c. D 6–12	zu früh, zu lang, klumpig, pastös, kälteempfindlich (lange geben)
Kali-c. D 4–12	zu früh, zu lang (evtl. mit Calc-c. im Wechsel) übelriechend, Kreuzschwäche, Pruritus bei Periode
Phos. D 6–12	zu früh, zu lang (auch verspätet), blond, blass, anämisch, neuropathisch, Blutungsneigung
Ham. D 2	dunkel, passiv, fadenziehender Fluor
Chin. D 4	dunkel, zu früh, klumpig, stoßweise, zittrig, schwach, übernervös, aufgetriebener Leib (besonders bei älteren Frauen)
Lac-c. D 6	(+ Kal. c. D 6) später D 12 und D 30

Im Folgenden kommen alle Mittel mit starker Periodenblutung alphabetisch aufgeführt zum Nachschlagen. Die wichtigeren Mittel sind durch **Fettdruck** hervorgehoben.

Zur schnelleren Übersicht lohnt es sich, die Kästchen für helle, normale und dunkle Blutung mit entsprechenden Farbstiften auszumalen.

Starke Periode (alle Mittel), □ h hell, □ normal, ■ dunkel, ● klumpig

Mittel	zu früh	28-tägig	zu spät	Charakteristisches	Periode auch
Acet-ac. D 6–12		□		schwächend, auch wenn Periode schwach	schwach
Acon. D 4–30			□ h	schwächend	
Agar. D 4, 6		■		zu lang, dickflüssig, Pruritus	
Agn. D 4–30				Sexualität vermehrt oder vermindert, depressiv	schwach
Alet. D 1–3		□		Schwäche, Anämie, Dysmenorrhoe	
Aloe D 3, 4		□			
Ambr. D 3		□ (●)		oft mit Nasenbluten, Zwischenblutungen, Sexualität vermehrt, Pruritus	
Am-c. D 4		■●		scharf, < nachts und morgens, Diarrhoe am 1. Tag (Bovista)	spät
Am-m. D 4		■●		wie Am-c.	
Ane-n. D 10				bei Beginn 1 x 20 Tropfen (D 30 5 Tropfen)	
Ant-c. D 4	□	□		oft durch Kaltbaden, danach auch Amenorrhoe	
Apis D 4, 6		□ (●)			spät
Apoc. D 4					
Aran. D 4–12				riecht stark nach Ammoniak, Kreuzschmerzen nach der Periode	
Arg-n. D 4, 6		■●	□		schwach
Arist-cl. D 12					meist schwach
Arn. D 3	□(●)h				
Ars. D 6		■		Erschöpfung, Libido gesteigert	
Ars-i. D 6–12			□		
Art-v. D 2–6		□			
Arund. D 6–12		□			

Zu starke Periodenblutung

Mittel	zu früh	28-tägig	zu spät	Charakteristisches	Periode auch
Asaf. D 4	☐			Dysmenorrhoe bei nervösen Mädchen	
Asar. D 12		■			
Atro. D 4, 6		☐ h		mit Krämpfen	
Aur. D 6–12	☐			stark bei Myomen, sonst schwach	spät
Bacillinum D 20		☐		zu lang	
Bapt. D 3–12	☐			(Mittel wirkt kurz)	
Bell. D 3–6		☐ h (●)		übelriechend, Blut heiß, Pulsieren, Blutandrang, Koliken vor Periode	spät
Benz-ac. D 6	☐			danach große Schwäche	
Bor. D 3	☐			Mittelblutungen, Dysmenorrhoea membranacea	
Bov. D 3–6		■	●	besonders nachts und morgens, wollüstiges Gefühl, Diarrhoe bei der Periode	spät
Brom. D 3–6	☐			Dysmenorrhoea membranacea, Abgang von Blähungen aus der Scheide	
Bry. D 3–6		☐ (●)		mager, nervös, reizbar	
Bufo D 12					
Burs. D 3, 4		☐ (●)	☐	Krämpfe jedes 2. Mal stärker	
Cact. D 1–3		■	■	pechartig, Aufhören beim Hinlegen, Zusammenschnürungsgefühl	
Calc-c. D 12	☐			zu lang, pastös, kälteempfindlich (D 6 + Kali-c. D 6 im Wechsel) lange geben	spät, schwach
Calc-f. D 6		☐			
Calc-p. D 6		☐ (●) h	☐	Rückenschmerzen (bei Anämie, Amenorrhoe), Kopfschmerzen	
Calc-s. D 6	☐		☐	mit Kopfschmerzen, große Schwäche	
Calen. Ø					

Mittel	zu früh	28-tägig	zu spät	Charakteristisches	Periode auch
Camph. D 3		□			
Cann-i. D 2–4					
Canth. D 6	■			scharf	
Carb-ac. D 6			■	mit Kopfschmerz, danach stinkend, Fluor	
Carb-an. D 6–12	■			stinkend mit Erschöpfung	
Carb-v. D 6–12	■			scharf, blass Brennen in Händen und Sohlen	
Carbn-s. D 6		□			
Cast. D 2–6	□	□			schwach
Caul. D 3, 4	□	□			
Caust. D 6			□(●)	fließt nur tagsüber (Cycl., Puls.)	schwach
Card-m. D 2, 4		□		nach Leberkrankheiten	
Cham. D 2–30	■●				
Chel. D 4, 6		□			
Chin. D 4	■●			stoßweise, übernervös, schwach, zittrig, aufgetriebener Leib, Menorrhagie älterer Frauen	spät
Chin-a. D 4, 6		□		wie Chin.	
Cimic. D 3–6	□(●)			je stärker die Blutung, desto stärker der Schmerz (Tub., Phos.)	schwach Amenorrhoe
Cina D 4, 6					
Cinnm. D 3–6	□ h			gussweise, nach Erschütterung, Überheben	
Cit-l. D 3	□				
Clem. D 3	□			2 Tage Krämpfe	schwach
Cob. D 6–12				stark nachts, mit sex. Erregung	
Coc-c. D 2,3	□(●)			nur nachts	
Coca Ø-D 6				in Strömen, nachts, mit sexueller Reizung bei Periode	
Cocc. D 4–6	□(●)			schmerzhaft, schwächend, Schwindel, kann kaum sprechen (Carb-a.)	spät

Zu starke Periodenblutung

Mittel	zu früh	28-tägig	zu spät	Charakteristisches	Periode auch
Coff. D 4–30	■●			Dysmenorrhoe, wollüstiges Jucken, Vulva und Vagina empfindlich	
Coll. D 2,3			☐	Dysmenorrhoe (Krämpfe)	
Con. D 6–12		☐			
Cop. D 4				stinkend	
Croc. D 3	■	☐		strähnig, schnurartig schleimig, klebrig	
Crot. D 12, 15			☐	zu lang	
Cupr. D 6–12	☐	☐			spät, schwach
Cur. D 6–12					
Cycl. D 4, 6	■●		■●	Dysmenorrhoea membranacea Blutung < im Sitzen	
Dig. D 6	☐			mit starkem Kreuzweh	
Dict. D 4, 6		☐		Dysmenorrhoe	
Drymis D 3					
Dulc.		☐			
Elaps D 10–30	■			lange fädige Gerinnsel	
Erig. D 2, 3		☐ h		ruckweise, bei Bewegungen	
Eupi. D 6	☐			bei Periode reizbar	
Ferr. D 4, 6	☐			zu lang, blass, wässrig < nachts (blass, blond, aufgeregt, errötend)	spät
Ferr-p. D 4, 6	☐				spät
Fic. D 3		☐		herabdrängende Schmerzen	
Fl-ac. D 6–12	☐●		☐●	mit Brustbeklemmung	
Frax. D 1–2		☐ h		Uterus-Senkungsbeschwerden	
Gels. D 3–12	☐			zu lang	schwach
Ger. D 3–6		☐			
Glacies Mariae D 6				am 1. Tag eine Injektion	
Goss. D 6		☐			
Grat. D 4–6	☐			zu lang, Nymphomanie, Blasenreizung, Pruritus vulvae et vaginae	

Mittel	zu früh	28-tägig	zu spät	Charakteristisches	Periode auch
Ham. D 2, 3		■		passive Blutung, fadenziehender Fluor	
Hed. D 6				schwach	
Helon. D 2–12	■		■	übelriechend, schwächend, spürt den Uterus, Brustschmerzen bei Periode	
Hir. D 6–12				schmerzhaft (weniger schmerzhaft, wenn verspätet und schwach)	spät, schwach
Hydr. D 1–2	□		□	oft alte Endometritis (evtl. im Wechsel mit Ham.)	
Hydrc. D 6	□			mit Reizung des Blasenhalses	
Hyos. D 3	□				
Hyper. D 4			□	mit Leibschmerzen	
Ign. D 4–30	■(●)		□	oft stinkend, Dysmenorrhoe	schwach
Iod. D 4,6	□			zu lang, immer Hunger, immer zu heiß, Atrophie der Brüste	spät
Ip. D 3–6	□ h			gussweise, erschöpfend mit Luftschnappen, Übelkeit, Erbrechen	
Jug-r. D 6–12	■●			nur schwarze Klumpen	
Kali-c. D 4–12	□		□	zu lang, übelriechend, Kreuzschwäche Pruritus bei Periode	schwach und spät
Kali-m. D 6–12	□		□		
Kali-n. D 6–12	■			Stimmungswechsel	
Kali-p. D 6	■		■	unregelmäßig	
Kali-s. D 6				passive Blutung	
Kreos. D 4–6	■			zu lang, stinkend, scharf, nur im Liegen fließend (besonders klimakterisch)	
Lac-c. D 12–15	□			gussweise, scharf, übelriechend (grünlich zersetzt)	
Lach. D 12–30			□	gussweise	schwach
Led. D 3	□ h				

Mittel	zu früh	28-tägig	zu spät	Charakteristisches	Periode auch
Lil-t. D 4–30	☐			< herumgehen, > in der Ruhe, Koliken (fließt nur bei Bewegung)	
Lyc. D 6–30	☐		☐	zu lang, wundmachend, Frösteln (ähnlich Calc-c.)	schwach, zu spät
Lyss. D 15	☐				
Mag-c. D 6–12	■●		☐	zu lang < nachts und morgens	schwach, spät, dick
Mag-m. D 6	■●		☐	zu lang < nachts	
Mag-p. D 4–6	■			zu lang, pechartig, fädig, Dysmenorrhoe (membranacea) < nachts und im Liegen (Bov., Am-c.)	
Mag-s. D 6	■		■	dick, schwarz, intermittierend	
Mand. D 4–6	☐●		☐		
Med. D 30			■●	zu lang, stinkend, schwer auszuwaschen	
Merc-corr. D 6	☐				
Merc. D 6–12	☐		☐	„Zapfen"-Blutung, scharf, brennend, Unruhe, Angst, Dysmenorrhoe, Speichelfluss	
Mez. D 6	☐				
Mit. D 3–6			☐ h	mit Dysurie	
Mill. D 2–4	☐ h			*2-stündlich* geben (Sterilität)	
Mom. D 3				Blutgüsse erschöpfend, Dysmenorrhoe	
Mosch. D 3–6	☐			zu Beginn Ziehen und Zerren, Neigung zu Ohnmacht (Nux-m., Verat.) mit sexueller Erregung	
Mur-ac. D 6					
Murx. D 3–6	☐			mit stech. Schmerz re. i. d. Tiefe	
Nat-c. D 6–12					
Nat-m. D 6–12	☐		☐	Traurigkeit, Kopfschmerzen	schwach

Mittel	zu früh	28-tägig	zu spät	Charakteristisches	Periode auch
Nat-s. D 6	☐		☐		
Nep. D 3–12	☐			Frigidität	
Nicc. D 4–6					schwach
Nit-ac. D 4–12	☐		☐	unregelmäßig nach Geburt, Abort, Fluor	
Nux-m. D 3–4	■●		■●	zu lang, dick, unregelmäßig, Meteorismus	
Nux-v. D 6–12	■●			zu lang, unregelmäßig, Obstipation, cholerisch, reizbar	
Onos. D 3–30	■			zu lang, Uterus-Schmerzen, fehlende Libido	
Op. D 6–12			☐	habituelle Menorrhagie, passive Blutung mit großer Unruhe	
Pall. D 12	■			Schmerz am re. Ovar	schwach
Paraf. D 6–12			■	Fluor albus, milchig	
Penicillin D 15–30					schwach
Phos. D 6–30	☐		☐	zu lang, Blutungsneigung	schwach
Phos-ac. D 4, 6	☐			aton. Blutung mit Leberschmerz, Sexualität vermindert	spät
Phyt. D 3	☐				
Pic-ac. D 6				zu lang, erschöpfend	
Plat. D 4–12	■●		☐	zu lang, Dysmenorrhoe, Prolaps, überheblich, äußeres Genitale empfindlich	
Plb. D 6–30			☐	bes. bei Klimakterischen	
Petr. D 6–30					
Pot-t. D 1–2					
Psor. D 15–30			☐	zu lang	
Puls. D 4–12				evtl. jede Periode verschieden	meistens schwach
Prun. Ø-D 1					
Rad-br. D 30					
Raph. D 6				verlängert	
Rat. D 4, 6					

Zu starke Periodenblutung

Mittel	zu früh	28-tägig	zu spät	Charakteristisches	Periode auch
Rhod. D 3–6	□		□		
Rhus-t. D 4–6	□		□	zu lang, scharf	schwach
Sabin. D 2–4	□●h			anfallsweise, bei Bewegung, Endometritis (evtl. 2-stündl.)	spät
Sang. D 6	□●h	□h		zu lang, übelriechend, Migräne	
Sanguiso. D 1–6				zu lang	
Saroth. D 4–6		□		zu lang	
Sec. D 1–3	■		■	übelriechend, atonisch, Parästhesien, Unverträglichkeit von Wärme	
Senec. D 1–2	□		□	Dysmenorrhoe in der Pubertät, Lumbalschmerz	schwach
Sep. D 6–12	□				schwach, unregelm.
Sieg. D 2–12					Amenorrhoe
Sil. D 4–6	□		□	übelriechend, Fluor zwischen den Menses	
Sol-v. D 1–6		□		Ödemneigung, Nierenleiden	
Spartium scop.				s. Saroth.	
Stann. D 4–6	□			Prolaps, weinerlich, melancholisch	
Staph. D 4–12	□				spät
Stram. D 6–30		□		Geschwätzigkeit (Singen u. Beten) Krämpfe, Hirnreizung	spät
Stroph. D 2–6		□			
Sul-ac. D 6–12	■			dünnflüssig, Schweißneigung, Sexualität vermehrt	spät
Sulf. D 4–12	□		■(●)	scharf, ätzend	
Tarent. D 6–30	□			mit folgendem Scheidenjucken, Sexualität gesteigert, Vulva trocken, heiß	
Thlas. D 2–4	□(●)		□	jede zweite Periode sehr stark	
Thuj. D 4–12	□	□	□		schwach

Mittel	zu früh	28-tägig	zu spät	Charakteristisches	Periode auch
Tril. D 1-3	□h			zu lang (8 Tage), alle 14 Tage, Dysmenorrhoe, Hüften wie auseinanderfallend (auch bei Myom)	
Tub. D 30	□		□	zu lang, alle 20 Tage; je stärker die Blutung, desto stärker der Schmerz	
Urt-u. D 4-12	□				Amenorrhoe
Ust. D 2-12	□(●)h			zu lang (Schmerzen im li. Ovar)	
Vaccinotoxinum D 20	□			Hämaturie	
Verat. D 3	□		□	erschöpfend, kalter Schweiß	
Vib. D 2			□	Dysmenorrhoea membranacea	
Vinc. D 2-6	■			passiv mit großer Schwäche	
Vip. D 12					
Visc. D 2-4	□(●)h			im Klimakterium, Dysmenorrhoe	
Xan. D 2-4	■	□		mit ischiasähnlichen Schmerzen, neuralgische Dysmenorrhoe	
Zinc. D 4-6	□		□	unregelmäßig, Dysmenorrhoe, mürrisch, nervös, Unruhe i. d. Beinen	
Zing. D 2-6	■●				
Ziz. D 1-4		□	□	Rückenschmerzen, veränderliche Gemütsstimmung	

Außer den angeführten Nosoden muss man bei entsprechender Anamnese auch an die anderen Nosoden denken wie Scarlatinum, Grippe, Variolinum, Parotitis, Malaria usw.
(Akupunktur bei massiver Blutung MP 6 Gold, Konz. 4 Gold)
Bei **juvenilen Blutungen** können alle zuvor aufgeführten Mittel in Frage kommen, symptomatisch folgende:
    Tril. D 1-3
    Pot-t. D 1, 2   (im Wechsel mit Thlas. D 3, D 4)
    Cor-r. D 3-4

Metrorrhagien

→ KENT 1904 / III 770, KLUNKER III 577

Das Ausschließen von Erkrankungen (Karzinom!) ist unbedingt erforderlich.

Allgemein

Nit-ac. D 6–12	„stinken und bluten"
Fl-ac. D 6–12	mit Brustbeklemmung
Apis D 3–30, Apoc. D 4, Arg-n. D 6–12, Bell. D 4–12, Both. D 12	
Bov. D 3–6	Blutspuren schwärzlich bei geringster Anstrengung
Calc-c. D 6–12, Calc-sil. D 6–12, Croc. D 4, Chin. D 4–12, Crot-h. D 12–15	
Elaps D 10–30	schwärzlich, Schweregefühl in Uterus und Vagina
Erig. D 2, 3, Ferr. D 6–12, Ham. D 2	vikariierende Blutung
Helon. D 3, Ip. D 4, Lach. D 12, Mill. D 4	
Magn. D 3–12	bei schwacher Periode
Sec. D 4–6	anhaltende wässerig-blutige Absonderung
Tril. D 3	mit Iliosakralschmerzen
Ust. D 4	leicht blutende Portio (auf Berührung, Druck) bei intaktem Epithel
(Phos., Plat., Puls., Sep., Rat., Nat-m.)	

Metrorrhagie

- durch Anstrengung Nit-ac. D 6–12, Calc-c. D 6–12
  Bov. D 3–6   schwärzliches Blut bei geringster Anstrengung
  Mill. D 1–3   schon nach leichter Anstrengung
- nach Stoß, Fall Arn. D 3
- bei geringster Bewegung Con. D 6   zäh, schwarz, übelriechend
- bei kleinstem Anlass Ambr. D 3   oft mit Nasenbluten, bei hartem Stuhl

– vor der Pubertät	Lyc. D 6–12 besonders im Klimakterium (Ust.) Cina D 4–6
– in der Pubertät	Helon. D 2–12
– im Klimakterium	Lach., Crot-h., Sang., Sep., Sabin., Sulf., Visc.
– nach dem Klimakterium	Merc., Vinc. D 2–6
– bei Vollmond (und Neumond)	Croc. D 3
– nach jedem Koitus	Arg-n. D 6–12, Kreos. D 4, Sep. D 6–12
– mit sexueller Erregung	Sabal ∅-D 6, Ambr. D 3, Sabin. D 4
Mittelblutung	in der Mitte zwischen zwei Perioden (bei Eisprung?) → KLUNKER III/589 Sabin. D 4 mit sexueller Erregung Ham. D 2–6 Bov. D 6 Abgang von schwärzlichem Blut Sang. D 4, Arg-n. D 6–12, Calc-c. D 4–12, Ip. D 4, Cimic. D 4

Dysmenorrhoe

→ KENT 1901 / III 767, KLUNKER III 555

Die Dysmenorrhoe ist im Allgemeinen homöopathisch gut zu heilen, d. h. nach einiger Zeit der Behandlung sollten keine Mittel mehr nötig sein. Die Behandlung ist nicht einfach, weil Dysmenorrhoe ein Symptom ist, hinter dem sehr viele Ursachen stehen können, ein sehr individuelles Symptom. So kommen fast alle konstitutionellen Mittel in Frage, nicht nur die ausgesprochenen „Krampfmittel".

Hauptmittel

Mag-p. D 3–6	neuralgisch-krampfhafte Schmerzen, intermittierende Koliken, nächtliche Schmerzen 1–2 Tage vor der Periode; Krämpfe hören mit Beginn der Periode auf; *Dysmenorrhoea membranacea;* labile Frauen, > durch Druck, Wärme, heiße Aufschläge, Krümmen; Schmerzen, wenn Blutung schwach (Caul.)
Cham. D 2–200	Dysmenorrhoe **vor** und **bei** der Periode überempfindlich, reizbar, bösartig, unduldsam, Ärgerfolgen, > durch Umhergehen; Periode dunkel, klumpig, Schmerzen vom Rücken zur Innenseite der Oberschenkel (alle halbe Stunde 5 Tropfen)
Gels. D 1–4	im Beginn der Periode Kopfschmerzen, benommen; Polyurie bei Periode (20 Tropfen in ein halbes Glas Wasser, alle 15 Min. 1 Teelöffel)
Cimic. D 1–3	gürtelförmige Schmerzen, wie mit Hand gepresst, rheumatisch, unerträglich, auch nervöses Zusammenkrümmen bei allgemeiner Überempfindlichkeit, von Hüfte zu Hüfte schießend; Schmerzen in der li. Ovargegend; Koliken < während der Periode; je stärker die Periode, desto stärker der Schmerz (Tub., Phos., Tarent.) (umgekehrt bei Lach.); Kopfschmerzen bei Periode (Migräne li. bei Amenorrhoe), allgemeine Beschwerden und Rheuma > bei Periode
Coff. D 4–200	ungeheuer schmerzhafte Koliken; Vulva und Vagina sehr empfindlich; Periode früh, stark, Klumpen, dunkel

Ign. D 4–200	Schmerzen **bei** Periodenbeginn, psychogen, voller Gram und Widersprüche; Periode stark, klumpig, Polyurie, Krämpfe und Drängen nach unten
Bell. D 3–6	Krämpfe vor und bei Periode < morgens, pulsierende Schmerzen >durch Strecken (nach hinten); Drängen nach unten, absatzweise hellrote Blutung, stark, stinkend, klumpig
Caul. D 3	Blasen-Rektum-Magen-Krämpfe, vor Eintritt der Blutung hin und her fliegende Schmerzen besonders am 1. und 2. Tag; Blutung bei Schmerz geringer, Kopfschmerzen bei Periode, Schmerz, wenn Blutung schwach (Mag-p.)
Arist-cl. D 12	Schmerzen 2 Tage vor der Periode (und bei Periode)
Puls. D 4–12	starke Krämpfe **vor** und **bei** der Periode mit großer Unruhe; vor der Periode Gefühl der Schwere wie von einem Stein; Drang, lange vor der Periode, als ob sie kommen wollte (seit der 1. Periode)
Nux-v. D 4, 6	Schmerzen im Sakrum mit Stuhldrang vor und bei Periode; Dysmenorrhoe bei zu früher Periode; männliche Züge
Dios. D 6	heftige Schmerzen, anfallsweise, in die Beine ausstrahlend
Coloc. D 3–6	Schmerzen > durch Zusammenkrümmen, > lokale Wärme
Verat. D 4	mit Durchfall, Frostigkeit, kalten Stirnschweißen, Kollapsneigung
Vib. D 1, 2	Schmerz dumpf, gegen die Oberschenkel ausstrahlend, krampfig, anfallsweise, auf die Umgebung übergreifend „pelvine Migräne"; Lumbosakralschmerz; Dys*menorrhoea membranacea* im Beginn *(8 Tage vor der Periode 3 x tgl. 10 Tropfen, dann bei Beginn alle 15 Min.),* Periode übelriechend, heller Urin

Weitere Mittel
Abrot. D 3, Acon. D 3–30

Aesc. D 3	Lumbosakralschmerz
Agar. D 3–6	Krämpfe *bei* Periode; Rücken- und Kreuzschmerzen

Dysmenorrhoe

Alet. D 1–3	wehenartige Schmerzen, Anämie, Schwäche, traurig (Periode zu früh, zu stark)
Am-c. D 4, 6	mit Diarrhoe am 1. Tag (Blutung < nachts) **vor** und **bei** der Periode
Apis D 4	starke Schmerzen *bei* Periode mit starker Ovarialgie (albern, Sexualtrieb gesteigert)
Ars. D 6–12	Wärme bessert
Artem-v. D 1, 2	Spasmen *bei* der Periode
Asaf. D 4	wehenartige Uterus-Schmerzen
Asar. D 4	Dysmenorrhoe mit Kopfschmerzen *vor* der Periode (Murx.) und *nach* der Periode
Atro. D 3, 4	Krämpfe bei starker, hellroter Periode
Aqui. D 2	Dysmenorrhoe junger Mädchen, Hysterie
Aven. ∅	
Bacillinum D 20	Periode stark, lang
Bell-p. D 3–4	
Berb. D 4	
Bor. D 6	Spasmen, Magenschmerzen *vor* und *bei* der Periode, Dysmenorrhoea membranacea
Brom. D 4, 6	Dysmenorrhoea membranacea, Sexualtrieb vermindert
Bry. D 3–6	rheumatisch, reizbar, vollblütig, Brüste vor Periode schwer, hart, schmerzhaft
Bufo D 6	wehenartig, intermittierend
Cact. ∅-D 6	pulsierender Schmerz in Uterus und Ovarien, nimmt den Atem, Zusammenschnüren, Blut schwarz im Beginn der Periode
Calc-ac. D 3–6	Dysmenorrhoea membranacea mit starker Blutung bei fetten, blassen Frauen
Calc-c. D 4–12	Kolik vor der Periode, schneidender Schmerz im Uterus *bei* der Periode, Mammae hart vor Periode
Calc-p. D 4, 6	Periode zu früh, im Beginn heftige Rückenschmerzen, bei Infantilismus
Calc-sil. D 4, 6	
Caul.	
Caust. D 6	Krämpfe im Beginn
Cann-i. D 6–12	Rückenschmerz, Dysmenorrhoe bei Libido (Periode stark, dunkel)

Cast. D 3–6	Kolik mit Blässe und kaltem Schweiß > durch Druck (neuropathisch hysterisch)
Cer-ox. D 2	bei robusten, fleischigen Frauen
Coc-c. D 3	Periode mit reichlich Klumpen
Cocc. D 6–12	Krämpfe *vor* und *bei* der Periode, < bei Bewegung, depressiv, Periode schwächt sehr, Mittelschmerz, schmerzhafter Meteorismus
Clem. D 3	2. Tag Krämpfe
Coll. D 6	Dysmenorrhoea membranacea mit Hämorrhoiden, Periode stark (Stauung im kleinen Becken)
Croc. D 4–12	Periode dunkel, übelriechende Klumpen, Kopfschmerzen nach der Periode
Crot. D 15, 30	im Beginn
Cupr. D 4, 6	mit Wadenkrämpfen (Gnaph.), Fingerkrämpfe
Cur. D 12–30	Koliken
Cycl. D 6–30	bei Periode Schmerzen vom Rücken zum Schambein, Schwindel, Schwäche, Depression, Kopfschmerz
Dam. D 1–2	
Dig. D 6	wehenartige Schmerzen im Bauch und Rücken *vor* der Periode (Periode früh, stark mit Kreuzweh)
Dulc. D 3–6	Brüste empfindlich geschwollen, mit Flecken überall
Elaps D 12	
Erig. D 4	mit Afterschmerz
Ferr-p. D 6	
Follikulin D 12	bei jungen Mädchen, 5 Tage vor der Periode 1 Gabe (evtl. zusätzlich zu anderen Mitteln)
Form. D 6–30	Periode spärlich, blass mit Pressen im Uterus
Frax. D 2–12	starkes Herabdrängen, neuralgische Kopfschmerzen
Gnaph. D6	Schmerzen am l. Tag (Periode schwach, braun), Waden- und Fußkrämpfe
Goss. D 6	Schmerzen kurz vor der Periode; Periode spät, schwach; Dysmenorrhoe periodisch besser und schlechter werdend

Dysmenorrhoe

Graph. D 6–12	Krämpfe im Beginn
Guaj. D 3–12	(unregelmäßige Periode)
Ham. ∅-D 2	Schmerzen in Bauch, Uterus, Bauchdecken, Rücken < während der Periode (Menorrhagie)
Helon. D 2	Schmerzen heftig, krampfartig vor und *nach* der Periode und *bei Beginn* < im Kreuz
Hydr. D 6–30	Schmerzen > mit *Beginn* der Blutung
Hydrc. D 6	Reizung am Blasenhals, Periode zu früh
Hyos. D 3–30	Wehen *vor* der Periode (Periode stark)
Hyper. D 6	(Periode verspätet, schwach, ausbleibend)
Imp. D 6	
Inul. D 3–6	wehenartige Schmerzen, Stuhldrang
Ip. D 4, 6	Übelkeit und Erbrechen bei starker, heller, gussweiser, erschöpfender Periode, Luftschnappen
Kali-c. D 4–30	Dysmenorrhoe im Beginn mit Rückenschwäche und Ödemen bei jungen Mädchen; schwerer Durchbruch der 1. Periode (Periode zu früh, lang, stark); Pruritus genit. und univers. bei Periode
Kali-perm. D 3, 4	Dysmenorrhoe bei Anämie, 1–2 x tgl. regelmäßig über 2–3 Monate (bewährt: STAUFFER)
Lac-c. D 15–30	Periode stark, gussweise, Dysmenorrhoea membranacea; Seitenwechsel! Halsschmerzen bei Periode, < Vorwärtsbeugen
Lap-a. D 4–6	mit Schmerzen in den Brüsten
Laur. D 4–6	Schmerzen vom Kreuzbein zum Schambein
Luf-o. D 4–12, Lyc.	Krämpfe im Beginn
Lach. D 12–30	Krämpfe vor der Periode > bei Beginn der Blutung, je stärker die Blutung, desto schwächer der Schmerz (Gegensatz zu Cimicifuga und Tuberculin) < durch Wärme, < durch Ruhe, Kopfschmerzen, ruhelos, Logorrhoe, periodische Verschlimmerungen, wenn Periode nahe
Lam. D 2–4	
Lil-t. D 4–12	Koliken (Periode zu stark, in der Ruhe nachlassend)
Lob. D 3–6	Dysmenorrhoe mit heftigen Kreuz- und Steißbeinschmerzen, Gefühl von Schwere und Zusammenziehen in den Genitalien

Luesinum D 30	Periode verspätet, schwach, Krämpfe im Beginn
Lyc.	im Beginn
Mag-c. D 4, 6	Krämpfe vor der Periode (Periode pechartig, klumpig, reichlich, nur nachts)
Mag-m. D 4, 6	Krämpfe im Rücken beim Gehen, beim Sitzen, ausstrahlend in die Schenkel, Obstipation, > bei hartem Liegen (Periode pechartig, klumpig), kann sich zu allgem. Krämpfen (hyster.) steigern
Mag-p. D 4, 6	> bei eintretender Blutung
Mandr. D 4, 6	Krämpfe, reichlich Klumpen
Med. D 20, 30	Koliken
Merc. D 6, 12	Dysmenorrhoe bei starker, langer Periode, „Zapfenblutung"; Speichelfluss, Nachtschweiß
Merl. D 6	Dysmenorrhoe kurz nach der Periode, krampfend (Orgasmus bei Periode)
Mom. ∅-D 3	jeweils wehenartige Schmerzen mit folgendem Blutabgang, Kreuzschmerzen nach vorn ziehend
Mosch. D 4, 6	bei Eintritt der Periode (*häufige Gaben!*); bereits abgelaufene Periode erscheint wieder mit Wehtun in der Tiefe
Murx. D 6 (Tbl.)	Stechen (re.) in der Tiefe wie von einer Wunde (Schmerzen in den Ovarien und Brüsten), (Periode früh, stark, klumpig) Uterus tut weh
Nep. D 3–12	Frigidität
Mephitis	vor der Periode
Nux-m. D 2,3	Kreuzschmerzen *vor* und *bei* der Periode, Drängen nach unten (Xan.), Wärme bessert
Op. D 6–30	Krämpfe, Reizbarkeit, starke Blutung mit großer Unruhe
Oxal. D 3	akute Krämpfe, Injektion
Pall. D 4–30	wehenartige Schmerzen, Schneiden im Uterus, Blutung verstärkt (mit Ovarialgie rechts)
Passi. ∅-D 1	Dysmenorrhoe nervöser Art
Phos. D 6–12	je stärker die Blutung, desto stärker der Schmerz (Cimic.)
Phyt. D 3–6	Dysmenorrhoe steriler Frauen mit Schmerzen in den Brüsten, in der Pubertät

Dysmenorrhoe

Plat. D 6–200	Krämpfe zum Schreien, Zucken vor Schmerz, langsam zu- und abnehmend. Drängen nach unten (Periode früh, stark, Klumpen, dunkel); Genitale überempfindlich (nicht zu untersuchen)
Plb. D 30, 200	1–2 Tbl.; bei hypoplastischem Uterus
Pot-a. D 1, 2	mit Darmkrämpfen (frühzeitig geben! evtl. auch als Tee)
Progesteron D 12	*1 Gabe 5 Tage vor der Periode*, Dysmenorrhoea membranacea
Psor. D 30	(aashaft stinkende Menses), Dysmenorrhoe vor der Menopause
Puls. D 4–30	von der Menarche an
Rauw. D 6, 8	Krämpfe bei zu frühen Menses
Rosm. D 6	mit Kälte der Beine oder Kälte wechselt mit Hitze; heftige Schmerzen und danach Blutung
Ruta D 4, 6	
Sabal ∅-D 2	Krämpfe und Uterus-Schmerzen, Periode verspätet
Sabin. D 4, 6	Krämpfe, wehenartiges Drängen nach abwärts, Rückenschmerz zum Uterus ziehend (zum Schambein), (Periode zu früh, stark, lang, hell, Klumpen) intermittierend
Sec. D 3–6	Kolik mit Kälte- und Hitze-Unverträglichkeit (Periode stark, übelriechend)
Senec. D 1–3	Dysmenorrhoe mit Schmerz am Blasenhals, bei *Eintritt* der Periode (besonders in der Pubertät), Harndrang mit starker Blutung, die dann erleichtert
Sep. D 6–12	„alles < vor der Periode"
Stann. D 6	Pressen im Schoß, als wollte die Periode kommen; Vor der Periode Angst und Depression, Schwäche im Leib, muss sitzen
Staph. D 4–30	Dysmenorrhoe, Senkung; Vulva empfindlich und reizbar; Pruritus vaginae
Stram. D 4–30	Krämpfe und Hirnreizung, schamlos < vor Periode, übler Körpergeruch zur Periodenzeit (Periode stark, dunkel, klumpig)
Sulf. D 6–12	
Tab. D 6	sterbenselend, kalter Schweiß

Tarent. D 6–30	mit sehr empfindlichen Ovarien und Uterus-Schmerz, Periode stark mit erotischen Spasmen, je stärker die Blutung, desto stärker die Schmerzen
Thlas. D 1–12	jede 2. Periode sehr stark
Thuj. D 4–12	bei Periode Schmerz in der linken Ovargegend (Periode zu früh, kurz, vorher Schweiße)
Tril. D 3–6	Hüften wie auseinanderfallend, > durch festes Binden, große Schwäche bis zum Kollaps bei Periode (Periode hellrot, 8 Tage lang)
Tub. D 30	je stärker die Periode, desto stärker der Schmerz (Cimic.)
Uza. ∅-D 3	Krämpfe
Verat. D 4	mit Kältegefühl
Verat-v. D 4–6	Kolik vor der Periode mit Strangurie, Übelkeit, Erbrechen
Xan. D 1–3	Krämpfe gegen die Schenkel ausstrahlend (Chamomilla) mit neuralgischem Kopfschmerz; nervöse, zarte, dünne Frauen
Zinc. D 4–6 und Zinc-v.	Schmerzen *vor* der Periode. Unruhe in den Beinen (Periode stark, klumpig, unregelmäßig); bei Eintritt der Periode hören andere Beschwerden auf (Lachesis), kommen nach der Periode wieder, Krämpfe > mit eintretender Blutung, Genitalien sehr empfindlich bei Berührung (Platin)

Wiederholung der Mittel bei Schmerzen **vor** der Periode

→ KENT 1926 / III 792, KLUNKER III 792
Arist-cl. 2 Tage vor der Periode
Asar. vor und nach der Periode
Bell. Krämpfe morgens
Bor. vor und bei der Periode, Bry., Bufo
Calc-c. Kolik vor und schneidender Schmerz im Uterus bei der Periode
Calc-p., Cact., Caul., Cham., Coloc., Caust.
Cocc. und bei der Periode, Crocus
Dig.
Helon. bei Beginn und auch danach
Hyos., Kali-c., Kali-n., Lach., Lyc., Mag-c., Mag-p.,

Dysmenorrhoe

	Mosch., Nat-c., Nat-m.
	Nux-m. und bei der Periode
	Nux-v., Phos., Puls., Sabal, Sep., Sil., Sec., Senec., Stann., Ust., Vib., Zinc., Verat-v.
Wiederholung der Mittel **vor** und **bei** der Periode	Bor., Calc-c., Cocc. Helon. vor und nach der Periode, auch bei Beginn Nux-m., Nux-v., Puls., Cham., Am-c.
Wiederholung der Mittel **bei** der Periode	Agar., Apis, Art-v., Bell., Calc-p. im Beginn, Calc-c. Cham., Caust., Cimic., Crot., Gels. im Beginn, Graph. Kali-c. Ign. im Beginn mit Polyurie Lach. im Beginn Lap-a., Mag-c., Mag-m., Mag-p., Med., Senec., Tub., Ust. Vib. im Beginn, s. S. 54
Wiederholung der Mittel bei **Dysmenorrhoea membranacea**	*Vib.* s. S. 54 Mag-p. (Bor., Brom., Calc-ac., Coll., Lac-c., Prog., Cycl.)
Mittelschmerz	(in der Mitte zwischen zwei Perioden) Apis D 4–12, Bry. D 4–12, Cham. D 4–30 (Cocc., Ham., Hydr.)
Dysmenorrhoe bei jeder zweiten Periode	Goss. D 2–6
– bei Ovulation Diarrhoe	Bov.
Follikel-Persistenz	3 Tage 3 Tassen Hirtentäschelkrauttee

Menstruations-Kopfweh – Migräne

→ KENT 258 / I 258

Man denke zuerst an konstitutionsbedingten Kopfschmerz und die entsprechenden Mittel Calc-c., Nat-m., Puls., Sulf., Graph., Sep. und Thuj.

Hauptmittel

Gels. D 4–12	bes. Hinterkopf, Übelkeit, Erbrechen, Urina spastica; Migräne meist **vor** der Periode
Nat-m. D 6–30	**vor** und **über** die ganze Periode (oft < nach der Periode); Abklingen meist mit Schweißausbruch
Cimic. D 4–12	vor der Periode < geringste Bewegung > eintretende Menses; besonders Nacken, HWS
Bell. D 4–30	klopfend < Erschütterung; Blutandrang, allgemein überempfindlich
Puls. D 4–30	**vor** der Periode und danach
Lach. D 12–30	hämmernd < morgens < bei ausbleibender Periode
Cycl. D 6–12	Sehstörungen; bes. linke Schläfe, Schwindel, bes. bei Anämischen (Periode meist verspätet)
Sang. D 4–12	vom Hinterkopf zum rechten Auge, steigt und fällt mit der Sonne
Arist. D 12	

Weitere Mittel

Sep. D 6–12	reizbar, mürrisch, launisch; Leere im Magen **vor** und **bei** (nach) der Periode
Caul. D 3–12	Spannung im Hinterkopf; Blasen-Rektum-Magen-Krämpfe
Ferr-p. D 4, 6	Blutandrang, Hitzegefühle
Acon. D 4–30	berstend, heiß, brennend, pulsierend, Wellengefühl
Thuj. D 4–12	Schmerzen am li. Ovar bei der Periode bei hartnäckigen Migränekranken
Am-c. D 2–6	**vor** und **während** der Periode; oft mit Diarrhoe

Bov. D 3–6	Vergrößerungsgefühl (Periode zu früh, zu stark, Diarrhoe vor und bei Periode; verträgt nichts Enges an der Taille)
Calc-p. D 4–12	mit Blähsucht, Kopf heiß, Schmerzen an den Haarwurzeln
Chin. D 4–30	nach der Periode
Chion. D 1, 2	Übelkeitskopfschmerzen, Stirnkopfschmerzen besonders über den Augen, Augäpfel schmerzhaft
Cocc. D 6	Schmerzen im Hinterkopf, in den Augen
Cupr. D 4, 6	Schmerzen bei Drehen der Augen
Ferr. D 6–12	**nach** der Periode
Glon. D 6–12	Pulsieren, Vergrößerungsgefühl, reizbar
Graph. D 6–12	mit Neigung zum Erbrechen bei der Periode
Kreos. D 4–12	vor und bei der Periode
Torm. D 30	mit dumpfem Bewusstsein
Verat-v. D 2–6	Schmerzen vom Nacken her, Völlegefühl, Pulsieren, Kopf heiß, gedunsenes Gesicht
Xan. D 2–6	neuralgisch mit Dysmenorrhoe

Bei Frauen besteht oft ein deutlicher Zusammenhang verschiedener Beschwerden mit der Menstruation.
Zum Nachschlagen sei hier unterschieden zwischen Beschwerden **vor**, **bei** und **nach** der Periode.

Beschwerden v o r der Periode

Allgemein

Prämenstruelle Störungen allgemein	Tub. D 30
Prämenstruelles Syndrom	Follikulin D 12–15 *1 Gabe am 14. Tag* Hypophysis D 12 Lac-c. D 12–15 (Periode stark) Agn. ∅
alles schlimmer vor der P. (und im Beginn)	→ KENT 511 / I 511 Puls. D 4–12, Nat-m. D 6–12, Lach. D 12, Zinc., Kali-c., Calc-p., Calc-c., Phos.
– und bei der P.	Sep. D 12 , Kreos. D 6, Mag-c, Mag-m, Con., Aran., Kali-p.,
– und nach der P.	Arist-cl. D 12
Absenzen werden verschlimmert	Bufo D 6–12 vor und bei der Periode
Abwärtsdrängen, Gefühl als ob die Periode käme	Vib. D 2 Senec. D 12 Schmerzen als ob Periode käme
Afterkrampf	Kali-bi. D 6 Arist-cl. D 12 vor und nach der Periode
Aggressiv	s. „Reizbar"
Akne	Nux-m. D 4, Dulc. D 4, Mag-m., Sep. D 12, Agn. D 3
Angina	s. auch Halsschmerzen Mag-c. D 6–12, Gels. D 4–6, Lach. D 12
Angst und Schwermut	s. auch Depression → KENT 8 / I 8 Cimic. D 4–12, Nat-m., Ign., Nux-v. Stann. D 6–12 mit Beginn der Periode weg
Anschwellung des Körpers 10 Tage vor der Periode	Nep. D 6–12

Aphonie
- am Vorabend der Periode Luesinum D 30
- und bei der Periode Gels.

Appetitlosigkeit Goss. D 6   vor und bei der Periode

Appetit vermehrt Mag-c. D 6–12, Spong. D 4–6

Asthma Sulf. D 12–30

Atemnot → KENT 1474 III 340
Zinc. D 6–12, Sulf. D 12
Cupr. D 6–30   spastisch

Aufgedunsenes Gesicht → KENT 520 / II 114
Puls. D 4–30

Aufstoßen Puls., Nat-m., Sep.

Augenlider zucken Nat-m.

Ausschlag → KENT 1887 / III 753
Dulc. D 6, (Con., Kali-c., Aur.)
- an der Stirn, juckend, feucht Sars. D 6–12
- Gesicht und Stirn Mag-m. D 6–12   < vor Periode
- feucht, rechte Leiste Sars. D 6–12
- alter, juckt heftig Carb-v. D 6, Dulc. D 6   fleckiges Exanthem

Axilla, Jucken in der Sang. D 12

Bauch
- empfindlich → KENT 1710 / III 576
- Geräusche → KENT 1666 / III 532
- Hitze im Cycl. D 12, Graph. D 12
- Schwere im Puls. D 4–12
- – und Rückenschmerzen, wehenartig Dig. D 6
- Blähungen Zinc. D 6–30
- Schmerzen → KENT 1691, 1680 / III 557, 546
s. auch Dysmenorrhoe

Blasenstörung,
Blasenbeschwerden Kali-i. D 6–12, Senec. D 2, 3

Blutwallungen	Cupr., Merc., Alum.
Beine schmerzen	→ KENT I995 / I 589
	Caul. D 3 (Lach., Nit-ac., Sep., Nux-m., Phos., Vib., Berb. D 4, Luesinum)
Brustbeklemmung	Lach. D 12 (Bor. D 3–6)
Brüste	KENT 661 / II 255
– schmerzhaft	Lac-c. D 12–30, Puls. D 4–12,
	Con. D 6 vor und bei der Periode
	< Erschütterung
	Calc-c. D 12, Calc-fl., Cycl.
	Kali-c. Stechen, Asterias und Uterusschmerzen
	Tub. D 30, (Nux-v., Spong., Sang., Phyt., Murx., Sil.)
– schmerzhafte Adenome	Calc-i. D 6
– geschwollen und schmerzhaft	KENT 640 / II 235
	Tub. D 30, Bry. D 4
	(Kali-c., Murx., Kali-s.)
– – und bei der Periode schmerzhaft	Puls. D 4–12 evtl. Milchsekretion (Goss.)
– – schmerzhaft und empfindlich	
	Calc-c. D 6–12, Bry. D 4, Con. D 6, Lac-c. D 12
	Kali-s. D 6 berührungsempfindlich
Brustschmerzen	
– vor der Periode	s. im Kap. Mamma
– Induration verstärkt	Phyt. D 4–12
– Milchknoten, schmerzhafte	Aster. D 6–12
– – Milchsekretion	Cycl. D 12, Tub. D 30
Choreatische Symptome	Am-c. D 6–12
Depression	KENT 91 / I 91
	Puls. D 4–12, Arist-cl. D 12, Cycl. D 6–12, Lyc. D 6–12
	Vesp. D 6–12 Schmerz, Druck, Obstipation
	Plat. D 6–12, Aur. D 12, Brom. D 6, Caust. D 6, Con. D 12
	Murx. D 12 und bei der Periode
	Stann. D 6 und Angst
	Sep. D 6–30 vor und bei der Periode
	Nat-m. D 6–12 vor und bei der Periode

Beschwerden vor der Periode 67

Deszensusgefühl	Sabad. D 6
Diarrhoe	→ KENT 1743 / III 609
	Bov. D 6–12 und bei der Periode
	Hydr. D 6 vor und bei der Periode
	Puls. D 4–12 und bei der Periode
	Lach. D 12, Verat.
Durst	Nat-m., Mag-c., Kali-c., Mang.
Eiseskälte	Jab. D 4
Empfindlich	Nux-v. D 6–12
	Sep. D 6–12 (Nit-ac.)
Epileptische Anfälle	Oena. D 2–3
Erbrechen	→ KENT 1591 / III 457
	Puls.
Erotische Träume	Calc-c. D 6–12, Kali-c. D 6–12
Erregung	→ KENT 32 / I 32
	Nux-v. D 30, Lyc. D 30
Fieber, Hitze	→ KENT 459, 453 / II 53, 47
	Am-c. D 6, Puls., Sep., Thuj., Calc-c.
Flatulenz	→ KENT 1662, 1666 / III 528, 532
Fluor	→ KENT 1895 / III 761
	Calc-c. D 6–12, Graph. D 8–12, Sep. D 6–12, Hed. D 4
– übelriechend	Mand. Blutung klumpig
	Puls. D 4–12 (Bov., Alum., Bar-c.)
	Sil. stinkend
– dick, grün, milchig, wundmachend	Kreos. D 4–6, Carb-v. D 6
Foetor ex ore	Sep. D 6–12
	Caul. D 3–6
	Kali-tell. D 6 (Knoblauchgeruch)
Fresslust	s. auch Hunger
	Mag-c. D 6–12, Spong. D 3–6
Frost, Frösteln	→ KENT 410, 433, 570 / II 4, 27, 164 (Frieren)
	Puls. D 4–12, Sil. D 6–12, Lyc. D 6–12
	Calc-c. D 6–12 und kalte Schweiße
	Kali-c. D 6 (Ars., Jab., Mag-c.)
Frösteln nachts	Aloe D 4–6

Furcht	Cimic. D 4–12, Manc. D 200
Füße	
– geschwollen	Arist-d. D 12, Puls. D 4, Bar-c. D 6–12, Lyc. D 6–12
– kalt	Sil.
Gähnen	→ KENT 377 / I 377 Puls. D 4–12
Gereizt	s. „Reizbar"
Gesichtsausschlag	Dulc. D 4–6
– Ödem	→ KENT 520 / II 114 Puls. D 4–12
– Gesichtsschmerz	→ KENT 531 / II 125
Gleichgültig	Sep. D 6–12
Halsschmerzen	s. auch Angina Lac-c. D 15–30 Rachen wie wund, Thuj. D 4 berührungsempfindlich
– Angina	Mag-c. D 6 Rachenschmerzen, Schnupfen, Zahnschmerzen Lach. D 12, Gels. D 4
Hämorrhoiden	Puls. D 4–12, Phos. D 6–12
Harndrang	→ KENT 1814, 1815, 1806 / III 680, 681, 672 Kali-i. D 6, Puls. D 4–12, Pulx. D 6, Sulf.
Harnfluss reichlich	Pulx. D 6
Hautausschläge	Dulc. D 6 (s. bei Ausschläge)
Heiserkeit	Graph., Mang., Luesinum
– schmerzlos	Gels., Helio. D 6 (Aphonie) und bei der Periode
Heißhunger	s. Fresslust
Herpes	Vac. D 200 *sofort 1 Gabe* Maland. D 30 *1 Gabe* Agn. D 2–4 s. auch S. 81
Herzklopfen	→ KENT 631 / II 225 Spong. D 4–6, Nat-m. D 12, Sep. D 6 (Iod., Cact., Crot-h.)
– Schmerzen	Lith. D 6
– Krampf	Cupr. D 12–30

Hitze	
– im Bauch	Cycl. D 12, Graph. D 12
– in der Vagina	Ign. D 6–12
– -Wallungen	Iod. D 6–12, Alum. D 6–12
Hüft- und Rücken-schmerzen	Gels. D 4–6
Hunger	Spong. D 4–6, Mag-c., Lach.
Husten	→ KENT 1704 / III 570 Zinc. D 6–12 spastisch, und bei der Periode Lac-c., Graph., Sulf., Arg-n., Plat.
– tagsüber	Graph. D 8–12
– im Bett	Sulf. D 6–12
Jucken in den Achseln	Sang. D 4–12
Kältegefühl	s. Frost
Knöchel-Ödeme	Arist-cl. D 12
Kolik	Calc-c. D 6–12 Kopfschmerzen, Fluor, Frösteln
Konvulsionen	Puls. D 4–12
Kopf, Pulsieren im	Petr. D 6–12, Kreos. D 6
Kopfschmerzen	s. auch Menstruations-Kopfweh, S. 62/63 → KENT 258 / I 258 Lach. D 12–30 Gels. D 4–12 Migräne-Kopfschmerz Cimic. D 3 Schmerz bei Periode weg (Nacken, HWS) Calc-c. D 6–12 Kolik, Fluor, Frösteln Nat-m. D 6–12 vor und über und nach der Periode Cycl. D 12 mit Sehstörungen Glyc. D 30 2 Tage vor der Periode (Am-c. vor und bei der Periode oft Diarrhoe, Brom., Puls., Asar. D 12–30 vor, bei und nach der P. Mag-c., Chion. D 3)
Krämpfe	
– hysterisch	Hyos. D 6–12, Mag-c. D 6
– im Oberschenkel	Cham. D 4–30

– in Waden, Füßen, Händen	Vib. D 2
Kreuzschmerzen	→ KENT 749 / II 343 Vib. D 2, Zinc. D 6–30
– heftige	Mag-s. D 6
– und Nierenschmerzen	Zinc. D 12–30
– und Magenschmerzen	Bar-c. D 6–17
Laune, schlechte	Caust. D 12 und bei der Periode
Leistengegend, Schmerzen	→ KENT 1695 / III 561
Libido-Steigerung	Dulc. D 6 (s. auch sexuelle Erregung, Sexualtrieb)
Lumbosakralschmerz	Cast. D 4 (< Kaffee, < Kälte) Nat-m.
Magen	
– -schmerzen	→ KENT 1627 (1637) / III 493 (503) Sep., **Puls.**, Bell., (Nux-m., Lach., Sulf., Cup., Mag-c.)
– Krämpfe	Bell., Sep., Puls., Lach., Cup.
– Leere	Sep., Ign., Sulf.
– Störungen	Kali-c. D 4–6
Mammae	s. Brüste, S. 66
Manische Zustände	Verat. D 4–6, Cimic. D 4–12
Migräne	(s. Kopfschmerz, Menstruations-Migräne S. 62) Gels. D 4–12
Müdigkeit	Nat-m., Bell., Alum.
Nachtschweiße	s. Schweiße
Nasenbluten	→ KENT 1286 / III 152 Verat. D 4–6, Lach. D 12–30, Puls. D 4–12, Bar-c. D 6–12, Cocc.
Nase verstopft	Mag-c., Nux-v. und bei der Periode
Nervosität und schlechte Laune	Mag-c., Mag-m., Nux-v. und bei der Periode
Neuralgien verschlimmert	Mag-c. D 6–12 und bei der Periode

Beschwerden v o r der Periode 71

Niedergeschlagenheit	Brom. D 6
	Sabin. D 4 Weinen
Oberbauch, Stechen rechts beim Einatmen	Con. D 6
Obstipation	→ KENT 1751 / III 617
	Graph., Lach., Nux-v., Sil., Mag-c., Kali-c.
Ohnmacht	→ KENT 431 / I 431
	Verat. D 4, Nux-m., Sep., Thuj., Lyc., Murx.
Ohrgeräusche	Ferr., Bry., Bov., Kreos.
Ohrenklingen	Ferr. D 6
Ohrensausen	Verat. D 4 Schwindel, Schweiße
	Bor. D 3
Oligurie	Apis D 3–4, Sil. D 6–12
Ovarialgie	→ KENT 1924 / III 790
	Lach. D 12, 15, Zinc. D 12 (li.), Pic-ac. (li.)
Pickel am äußeren Genitale	→ KENT 1887 / III 753
Pollakisurie	Lil-t. D 6, Kali-i. D 6
	Pulx. D 6–30 schmerzhaft
– mit heftigem Drang	Sars. D 6 Erbrechen, kalter Schweiß
Poriomanie verschlimmert	Bufo D 6 und bei der Periode
Pruritus vaginae	Graph. D 8–12
– vulvae	KENT 1890 / III 756
	Graph. D 8–12, Lil-t. D 4–6
	(Kali-c., Merc., Sulf., Phos.)
	Calc-c. D 6–12 Brennen und Jucken vor und nach der Periode
Pulsieren im Kopf	Petr. D 6–12, Kreos. D 6
Reizbar	→ KENT 80 / I 80
	Sep. D 6–12, Nat-m. D 6–12
	Nux-v. D 6–12 vor und bei der Periode
	(Lyc., Mag-m. vor und bei, Cham. vor und bei, Caust., Calc-c., Kali-c., Kreos., Croc., Pulx.)
Reizblase	Pulx. D 12–30

Rheuma	Mag-c. D 4, 6
Ruhelosigkeit	→ KENT 85 / I 85 Nux-v. D 12–30, Sulf. D 12
Rückenschmerzen	KENT 728 / II 322 Mag-c. D 6, Kali-c. D 6, Puls., Calc-c. Vib., Lach., Nux-v., Gels., Lyc., Kreos., Hydr., Caust., Berb.
Schaudern	Sep.
Schlaflosigkeit	→ KENT 328 / I 382, KLUNKER 164 (Schlafstörungen) Cycl. D 6–12, Cimic., Puls., Verat. (Graph., Bell., Sulf., Mag- c., Arist-cl., Tub., Agar., Senec., Cocc., Kreos.)
Schmerz im Magen und Kreuz	Bar-c. D 6–30
Schmerzen, als ob die Periode käme	Senec. D 4–12 nervös, weinerlich
Schnupfen und verstopfte Nase	Mag-c. D 6 Graph. D 6–12 mit Husten und Heiserkeit
Schwäche – verschlimmert	→ KENT 445 / I 445 Tuberculin Spengler D 15
Schweiße	→ KENT 477 / II 71 Thuj. D 6, Verat. D 4, Graph. D 8–12 (Sulf., Hyos., Bell., Calc-c., Phos., Nat-s, Jab. D 4, Bor., Bov., Cycl.) Sep. morgens Sulf. nachts
Schwellung des äußeren Genitale	Sep. D 6–12, (Lyc. D 6)
Schwellungsgefühl im ganzen Körper	Nep. D 3–12 Pall. D 12 < vor, bei und nach der Periode (Ovarialgie rechts)
Schwere im Bauch	Puls. D 4–12
Schwerhörigkeit	Ferr. D 6 Kreos. D 6 und bei der Periode

Beschwerden vor der Periode

Schwindel	→ KENT 165 / I 165 Verat. D 4 Ohrensausen, Schweiße, Puls.
Sehstörungen	→ KENT 1209 / III 75 Bell., Agn., Cimic.
Sexuelle Erregung	Dulc. D 4–6, Croc. D 6, Calc-p. D 6 Stram. D 12 und bei der Periode Salix- D 6 mit wollüstigen Träumen Kali-br. D 6 übrige Zeit frigide
Sexuelle Manie	Verat. D 4–6
Sexualtrieb gesteigert	→ KENT 1910 / III 776 Phos. D 6–12, Croc. D 4–12, Stram. D 12, Bell. D 4–12, Calc-p., Verat., Kali-c.
Sodbrennen	Sulf. D 6–12
Speichelfluss	Puls. D 4–12
Stimmlosigkeit am Vorabend der Periode	Luesinum D 30
Stuhldrang	Mang. D 6–12, Eupi. D 6
Taubheit	Ferr-pic. D 4, 6, Puls. D 4–30
Traurigkeit	→ KENT 91 / I 91 Sep. D 6–12 Nat-m. D 6–12 vor und bei der Periode
Todesfurcht bei verzweifelter Stimmung	Vib. D 2–6
Übelkeit	→ KENT 1613 / III 479 Ip., Crot., Lyc., Nat-m.
Unruhe	→ KENT 85 / I 85, BARTHEL I 852 Puls., Arist-cl., Mag-c., Nux-v., Lyc., Caust.
Unterleib aufgetrieben	Puls. D 4–12 und bei der Periode
Unterschenkel geschwollen	Arist-cl. D 12
Urinmenge vermindert	Apis D 4, Sil. D 6–12
Urtikaria	Dulc. D 4, Kali-c. D 4–12

Vulva	
– geschwollen	Sep. D 6, Lyc. D 6
– schmerzhaft	Lil-t. D 6, Kali-i. D 6
Verzweiflung	Verat. D 6
Wadenkrämpfe	Phos. D 6–12, Vib. D 2–4
Wallungen	Merc., Cupr., Alum.
Wasserlassen, häufig	Pulx. D 6
Wehen	Hyos. D 6–30
Weinen	Phos. D 6–12, Puls. D 12, Con. D 12, Zinc. D 12 Sabin. Niedergeschlagen
Wortkarg	Eupi.
Zahnschmerzen	→ KENT 1367 / III 233 Ant-c. D 4–6 Mag-c. D 6 vor und bei der Periode
Zahnfleischschwellung	Kali-c. D 4–12, Bar-c. D 6–12
– Schmerzen	→ KENT 1367 / III 233 Puls., Nat-m., Ant-c.
Zittern	Nat-m. (Kali-c., Lyc., Hyos., Alum.)
– der Unterschenkel	Kali-c. D 4–12

Beschwerden bei der Periode

Allgemein

Alle Beschwerden werden besser im Beginn der Periode	Lach. D 12–30 Zinc. D 6–30 alle Beschwerden hören auf Puls. D 4–30 (Mag-p., Plb.)
Besserung bei der Periode	→ KENT 511 / I 511 Lach. D 12, Puls. D 4–12 (Kali-c., Sep., Cimic., Cycl., Mosch., Zinc., Stann.)
Allgemeinbefinden bessert sich bei der Periode	Lach., Arist-cl., Puls.
Verschlechterung im Beginn der Periode	→ KENT 511 / I 511 Sep, Nat-m., Phos., Sil. (Calc-p., Kali-c., Plat., Lyc., Caust., Hyos., Puls.) Kreos. und bei der Periode
Allgemeinbefinden verschlechtert bei der Periode	Graph. D 6–12, Cocc. D 4–12
Verschlechterung bei der Periode	Graph. D 6–12 und nach der Periode Sep. D 6–12 und vor der Periode (Puls., Mag-c., Kali-c., Nat-m., Phos., Sil., Zinc., Kali-p., Nux-v., Am-c., Arg-n., Con., Hyos.)

Absenzen verschlimmern sich   Bufo D 6–12

Akne   Agn. D 3, Dulc. D 4
Sang. D 4–12   im Gesicht
Hep. D 4–12, Graph. D 6
Sep. D 12   am Kinn
Kali-br. D 4–12 (Eug., **Psor.** D 30)

Alleinsein, will   Sep., Plat., Nux-v., Con.

Angina   Lac-c. D 15–30   bei Beginn der Periode und am Ende
Merc. D 12

Angst   → KENT 8 / I 8

Anus feucht   Lach.

Aphonie	Gels. D 4–6, Helio. D 6
– und Halsschmerzen	Calc-c. D 6–12, Gels. D 4–12
Appetitlosigkeit	→ KENT 1555 / III 421 Goss. D 6 vor und bei der Periode Mag-c. D 6–12, Ign. D 6–30
Appetit vermehrt	Kali-p. D 6
Asthma	Cact. D 1–2, Cupr-m. D 6, Kali-c. D 4–12
Atemnot	→ KENT 1474 / III 340 Lach. D 12, Spong. D 4–6, Iod. D 6
Aufgeregtheit	Mag-m. D 6–12
Aufstoßen	→ KENT 1561 / III 427 Lach. D 12, Graph. D 6–12, Sep. D 12, Sulf. D 12
Aufwachen mit Erstickungsanfällen	Spong. D 2–6, Lach. D 12–15, Cupr. D 4–12
Augen	
– brennen	Nit-ac. D 6–12, Mag-c. D 6, Nicc. D 6, Cast. D 4
– Schwellung zur Zeit um die Periode	Phos. D 6–12
– tränen	Calc., Zinc.
Augenlider verklebt	Calc.
Ausschlag	Sep.
– in der Vagina, an Vulva und Brust	→ KENT 1887 / III 753 All-s. D 6–12 Dulc. D 4–12 Vulva Kali-c. D 4–12 zwischen den Beinen Med. D 20–30 kleine Furunkeln (Con., Graph.)
Bauch	
– empfindlich	→ KENT 1710 / III 576
– Geräusche	→ KENT 1667 / III 533
– Hitze im	Graph. D 6–12
– Leere im	Phos. D 6–12, Sulf. D 12
– Schmerzen im	→ KENT 1723 / III 589 s. Dysmenorrhoe
– Schwere im	Puls., Nat-m., Graph., Apis

Beine
- geschwollen → KENT 937 / II 531
  Calc-c., Apis, Graph.
- jucken Inul. D 3–6
- Krämpfe Phos. D 6–12
- Schmerzen → KENT 995 / II 589
  Caul., Sep., Phos.
- Venenschmerzen Mill. D 4
  in den B.

Beklemmung (Übelkeit) Sec. D 4–6

Benommenheit Rosm. D 3

Beten, Singen, Stram. D 6–30
Geschwätzigkeit

Bewusstlosigkeit → KENT 19 / I 19
Lach., Ign., Sep., Nux-m.
s. auch bei Ohnmacht → KENT 431 / I 431

Binde tragen nicht Plat. D 6–30
möglich wegen Über-
empfindlichkeit

Blähungen Vesp. D 4–6

Blässe, Herzklopfen, Tril. D 2–4
Ohnmacht, Ohrensausen

Blasenbeschwerden – Senec. D 1–3 < nachts
Schmerzen Nux-v. D 4–12 Tenesmen
 Vesp. D 4–6
 Hydrc. D 2–12 Reizung am Blasenhals
 Sep. D 6–12

Blasenstörungen Canth. D 6, Erig. D 4, 6, Lil-t. D 6–12, Kali-i. D 4, 6,
 (Gels., Nit-ac. Staph., Thlas.)

Blindheit, vorübergehend Puls. D 4–30
 (Sep. abends, Graph.)

Blut macht wund Bov. D 3–6

Blutwallungen Calc., Merc.

Brennen
- in Händen und Carb-v. D 6–12
  Fußsohlen

– in den Ovarien	Kali-n. D 6, Zinc. D 6–12
Brustbeklemmung beim Eintreten der Periode	Phos. D 6–12
– Schweiß	Bell. D 6–12, Kreos. D 4–6
Brüste	
– schmerzhaft	→ KENT 661, 680, 694 / II 255, 274, 288 Calc-c., Con., Merc., Phos., Phyt., Puls., Lac-c., Helon., Dulc., Croc., Thuj., Zinc., Sang.
– Schmerzen in den B.	s. auch S. 171–174 Graph., Berb., Phos., Cocc., Phyt., Merc., Con., Calc., Puls., (Sang., Zinc., Croc., Thuj., Berb., Helon.) Murx. im Beginn < Ruhe
– schmerzhaft und milchgefüllt	Merc-s. D 6–12
– Brennen in den B.	Indg. D 6–12, Grat. D 4 rechts
– geschwollen	→ KENT 641 / II 235 Puls. D 4–12 Cycl. D 12 < nach der Periode Goss. D 6, Phyt. D 4–12, Tub. D 30
– Knoten in den B.	Lac-c. D 12–15
– Warzen, Schmerzen wie wund	Helon. D 3–4
– vergrößert und schmerzhaft	Sang. D 12, Merl. D 4–6
– vergrößert und schmerzhaft	vor und bei der Periode Con. D 6, Calc-c. D 6–12, Lac-c. D 12, 15, 30, (Goss., All-s.)
Chorea – choreatische Symptome	Zinc. D 15, 30, Am-c. D 6–12
Depression	→ KENT 91 / I 91 Puls. D 4–30, Graph. D 8–30 Sep. D 6–30 vor und bei der Periode Murx. D 4–12 Nat-m. D 6–30 vor und bei der Periode
Deszensus-Gefühl	Tub. D 30, Lil-t. D 6–12, Kali-c. D 4–12, Nit-ac. D 6–12

Beschwerden bei der Periode 79

Diarrhoe	→ KENT 1743 / III 609 Puls. D 4–12, Tub. D 30 Hydr. D 4 vor und bei der Periode Bov. D 6 vor und bei der Periode Graph. 1. Tag / 2. Tag Lyss. D 15–30 vor und bei der Periode Podo. D 6–12, Verat. D 4 , Vib., Kali-c., Nat-p. Am-m. D 3 und Am-c. D 3 am 1. Tag
Durst, großer	→ KENT 1574 / III 440 Acet-ac. D 6 am 1. Tag der Periode Okou., Bell.
Eierstockschmerzen	Lach. D 12–30
Ekzem	Bor. D 3 Dulc. D 4–6 an Händen, Armen, im Gesicht Mang. D 6 chron. Sep.
Epilepsie	Bufo D 6–12, Oena. D 6–12
Erbrechen	→ KENT 1591 / III 457 Puls., Verat., Apoc. Lac-c. bei Beginn und am Ende der Periode Kali-c.
Erkältung	Calc-c. D 4–12 feuchte Füße, Zahnschmerz, Schwindel
Erregung, wilde, bei Beginn der Periode	Acon. D 6–30 Mag-m. D 6–12 starke E. bei jeder Periode
Erstickungsgefühl (laryngeal)	Spong. D 4–6
Erysipel	Graph. D 8, 12
Feuchte Füße	Calc-c. D 6–12 Erkältung, Zahnschmerz, Schwindel
Fieber	→ KENT 459 / II 53 Sep. D 6–12, Graph., Phos., Calc-c., Bell. Pyrogenium D 15 stinkendes Menstrualblut Sulf., Nux-v.
Flatulenz	→ KENT 1662 / III 528
Fluor	→ KENT 1895 / III 761 Cocc. D 6–12, Iod. D 6–12, Mag-m. D 6

Foetor ex ore	Caul. D 3–6 bei und nach der Periode Cedr. D 4–6, Merc. D 6–12, Bar-m. D 6, Cast. D 4
Frigidität mit Depressionen und Apathie	Psor. D 30
Frost	→ KENT 433 / II 27 (Kälte) 410 / II 4 (Frieren) Nat-s. D 6 (Nat-c., Nat-m.) Puls. D 4–12, Arist-cl. D 3, Sep. D 6–12, Sulf. D 6–12, Kreos. D 6, Sil. D 6–12, Verat. D 4
– am 1. Tag	Nat-m. D 6–12
Frösteln	→ KENT 410 / II 4 s. auch bei Kälte Puls. D 4–12 (Sep., Sulf., Sil., Mag., Inul.)
– nachts	Lach. D 12, 15
– im Rücken	Cast-eq. D 6
Furunkel – Pusteln	Am-c. D 6 Med. D 30 kleine im Gesicht
– verschlimmern sich	Am-c. D 6–12
Füße kalt	→ KENT 882 / II 476
Fußödeme	Senec. D 2–6
Fußschmerzen	Am-m. D 6
Gaumen, brennender Schmerz am G.	Nat-s. D 6
Gehör schlecht	Kreos. D 4–6
Genitale, Brennen und Jucken am	Merc. D 6–12
Galaktorrhoe	Cycl. D 4–12, Merc. D 6–12
Gelenke und Muskeln Wehegefühl	Cimic. D 4–12
Gereizt und unzufrieden	s. auch „Reizbar" Cast. D 2–6
Geruch des Körpers, übel und geil	Stram. D 6–12, Croc. D 4–12
Geschwätzigkeit, Singen und Beten	Stram. D 6–12

Beschwerden bei der Periode

Gesellschaft, Verlangen nach	Stram. D 12, 30
Gesichtsschmerz	→ KENT 531 / II 125
Gliederschmerzen	→ KENT 968 / II 562
Glieder, Taubheit	Graph. D 6–12
Gürteldruck unerträglich	Bov. D 6–12
Halsweh führt zu Aphonie	Calc-c. D 6–12 Gels. D 4–12 vorher Migräne
Hämorrhoiden	→ KENT 1764 / III 630 Coll. D 3–6 Am-c. D 4, 6 blutend < bei Periode (Aloe, Mur-ac.)
Harndrang	→ KENT 1815 / III 681 Puls. D 4–12 (Acon., Sulf., Tarent., Sep., Sars.)
Harnfluss reichlich	Ign. D 6–12, Gels. D 4–12 (Hyos. konvulsivische Bewegungen Lil-t.)
Harninkontinenz	→ KENT 1810 / III 676
Harnröhre, Brennen	Nat-m. D 6–12
Harnverhaltung	Ham. D 2, Kali-bi. D 6
Hautausschläge	→ KENT 1887 / III 753 Dulc., Graph., Nux-m. Kali-c. juckend Con. fleckiges Exanthem Crot. um die Periode
Hautkrankheiten verschlimmern sich	Eug. D 6
Heiserkeit	Graph. D 6–12 Husten, Schnupfen, Schweiße, morgens übel (vor und bei der Periode) Mag-c. D 6
Herpes labialis	Euph. D 4–12 heftiges Brennen Mez. D 6, Rhus-t. D 4–12 Tub. D 30 (evtl. als Zwischengabe bei Rezid)

	Nat-m. D 10–12, Oena. D 2–6, Vario. D 20, Maland. D 30 Mur-ac. D 6–12
Herzklopfen	→ KENT 631 / II 225 Cact. D 1, 2, 3, Lith. D 6 Alum. D 6 nächtliches Aufwachen Spig. D 4, Nat-m. D 6–12, Phos. D 6, Ign. D 6 Calc-c. D 6–12 Hitzewallungen zum Gesicht
Herzschmerzen	Lith. D 6, Zinc. D 6–12
Hitze	Nat-m. D 6–12
– nachts bei unruhigem Schlaf	Calc-c. D 6–12
– Wallungen	Nat-p. D 6–12 Calc-c. D 6–12 Wall. zum Gesicht
– in der Vagina	Kreos. D 4, 6, Chin. D 4–12, Bor. D 3, 4
Hörstörungen	Ferr-pic. D 6, Tanac. D 1–6
Husten	→ KENT 1504 / III 370 Graph. D 6–12 Schnupfen, Heiserkeit, Schweiße, morgens übel (vor und bei der Periode) Nat-m., Sep., Zinc. Sulf. D 6–30 Phos. im Beginn
– trocken	Zinc. D 6–12
Jammern	Cocc., Ars.
Jucken der Beine	Inul. D 2–6
Kalte Luft und kalte Speisen, Verlangen nach, obwohl kalt	Arg-n. D 6–12
Kälte	
– der Hände	→ KENT 877 / II 471 s. auch bei Frost
– eisige, des Körpers	→ KENT 570 / II 164 s. auch bei Frost Sil. D 6–12 Inul. D 3–6 Zähneklappern vor Kälte
– der Vulva	Plat. D 6–12
Knie, Schmerzen in den	Cop.

Beschwerden bei der Periode

Knöchel – Ödeme	Eup-per. D 4
Konvulsionen	Nux-v. D 4, 6, 12, Tarent. D 6–12 Hyos. D 6–12 konvuls. Bewegungen, Harnfluss
Kollapsneigung	Mosch. D 4, Nux-v. D 4, 6, Verat. D 4, Tril. D 1–3
Kokzygodynie vor und bei der Periode	→ KENT 750 / II 334 Aur. D 6–12 Mag-c. kann nicht liegen Verat. D 4, Kali-c., Phos-ac. Cic. D 6–12 Zucken, Reißen
Kopfkongestion	Glon. D 6
Kopfschmerz	→ KENT 258 / I 258 s. auch Menstruations-Kopfweh Graph. D 6–12, Caul. D 3–6, Kreos. D 6, Cimic. D 4–12, Nat-m. D 12 Rhod. D 3 mit Fieber Sep. D 6–12 bei und nach der Periode Asar. D 4–6 vor und bei der Periode Cycl. D 6–12 mit Sehstörungen Gels. D 4–12, Kali-bi. D 6
– Verschlimmerung bei Periode	Cocc. D 6, Kali-ar. D 6 Croc. D 6 pulsierend Sep. D 6 hören bei der Periode auf
Kopf schwer	Mag-c. D 6–12
Krämpfe, Anfälle	Caust. D 4–12
– Beine	Phos. D 6–12
– Unterschenkel	Gels. D 4–12, Graph. D 6–12
– Finger	Cupr. D 4
– Waden	Cupr. D 4, Cimic. D 4–12, Verat. D 4, Phos. D 6–12
– Bauch, Uterus	siehe bei Dysmenorrhoe S. 53
– Fußsohlen, Zehen	Sulf. D 6–12
Kreuzschmerzen	→ KENT 749 / II 343 Ferr-p. D 6 alle 10 Minuten (Mag-p., Kali-p.)
Kritisch, besonders	Ign. D 6–30
Laune schlecht	Caust. und vor der Periode Cham., Mag-m.

Leberschmerz	Ph-ac. D 3–12
Leib aufgebläht	Kali-p. D 6, Cocc. D 4
Leistengegend, Schmerzen	→ KENT 1695 / III 561 Bor. D 3–6
Lendenschmerz	Sabin. D 4, 6 (Mag-m., Calc-p., Ham., Cham.)
Luftabgang aus der Vagina	Brom., Kreos., Nicc.
Lumbosakralschmerz	Bor. D 3–6
Magen	
– Leere	Tab. D 6, Kali-p. D 6, Spong. D 4
– Schmerzen	→ KENT 1627, 1637, 1641, 1645 / III 493, 503, 507, 509, 511 Cop. D 2–6, Sep., Puls., Zinc. Bor. D 3–6 mit Übelkeit
– Krämpfe	Cupr. D 6, Kali-c. D 4 (Sars.)
– Völle nach dem Essen	Kali-p., Kali-c., Am-c. Arg-n. D 6–12 bei Beginn der Periode Sars. D 6
– spastisch und Mattigkeit	Ign. D 6–12
Mastodynie	s. Schmerzen in den Brüsten
Meteorismus	Cocc. D 6, Kali-p. D 6
Mord- und Suizid-Impulse	Merc. D 12–30
Müdigkeit	→ KENT 428 / I 428 Arist-cl. D 3–12, Ign. D 12, Nit-ac. D 12, Am-c.
Mundgeruch	s. Foetus ex ore Caul. D 4–6, Merc. D 6–12, Bar-m. D 6–12
Muskeln und Gelenke, Wehegefühl	Cimic. D 4–12
Muskelkrämpfe	Cimic. D 4–12 s. auch Krämpfe Hyos. D 6–12, Ign. D 6–12
Nabelschmerz	Am-m. D 6
Nachtschweiße	→ KENT 473 / II 67 Asar., Bell., Kali-c., Sulf., Verat.

Beschwerden bei der Periode 85

Nasenbluten	Sep. D 6–12, Puls. D 4–12, Ambr. D 3 (Nat-s., Sulf., Acon., Bar-c., Phos.)
– bei Beginn der Periode	Bry. D 4–12
Nesselsucht	s. Urtikaria
Nervenschmerzen	Cimic. D 4–12
Neuralgien verschlimmert	Mag-c. D 6–12
Nervosität	Croc. D 6–12 (Cimic., Coff., Plat., Nux-v., Cham., Mag-m.)
Nierenschmerzen	Cur.
Nymphomanie	Plat. D 6–200, Stram. D 6–12, Sec. D 6–12
Obstipation	→ KENT 1751 / III 617 Graph. D 6–30 Kali-c. D 4–30 mit Kreuzschmerzen Sil. D 4–30 (Apis, Nat-m., Nux-v.)
Obszöne Reden	Hyos. D 12–30
Ödeme	Kali-c. D 4–12, Lac-c. D 12–15
Ohnmacht	→ KENT 431 / I 431 bewusstlos → KENT 19 / I 19 Am-c. D 6, Nux-m. D 4 Verat. D 4, Lach. D 12–30, Sep. D 6, Thuj. D 6
Ohrgeräusche	→ KENT 1255 / III 121 Ferr., Petr., Verat.
Oligurie	Nat-m. D 6–12
Orgasmus	Merl. D 4–12
Ovarialgie	→ KENT 1924 / III 790 Lach. D 12, 15 (links) Pall. D 6–12 (rechts) vor, bei, nach Periode Lil-t. D 6–12 (links) Ust. D 4 in der Gegend des linken Ovars, jäher Schmerz, Benommenheit Arg-n. D 6–12 (links) Thuj. D 4–12 (links) Zinc. D 6–12 (links) Plat. D 6–12, Phos. D 6–12

Pickel am äußeren Genitale	→ KENT 1887 / III 753
Pollakisurie	s. Wasserlassen häufig
Prolaps	→ KENT 1911 / III 777 Sep. D 6, Puls. D 4
– -gefühl	Sec. D 6–12
Pruritus vaginae	Con. D 6–30
– vulvae	Kali-c. D 4–30, Agar. D 6–12 (Con., Ambr., Calc-c., Petr., Kali-bi., Sil., Kreos., Lyc., Merl., Hep., Graph., Phos.)
Pruritus universalis	Kali-c. D 4- 30, Calc-c. D 6
Pubes wund	Bov. D 6–12
Pusteln, Furunkel	Am-c. D 6
Reizbar, wortkarg	Eupi. D 6, Mag-m. D 6–12 Nux-v. D 6–12 vor und bei der Periode Cham. D 6–30
Rektum-Tenesmen	Cast-eq. D 3–6, Nux-v. D 6–30
Rheuma	Am-c. D 4–12 Caul. D 3 Schmerzen < vor und bei Periode
Rhinitis	→ KENT 1315 / III 181 Graph. D 6–12 Husten, Heiserkeit, Schweiße, morgens übel Kali-c., Mag-c., Am-c. Am-m., Alum.
Ruhelosigkeit	→ KENT 85 / I 85 Kali-p. D 6
Salivation	s. Speichelfluss
Schlaflosigkeit	→ KLUNKER 163 Coff. D 6–30, Senec. D 4–12, Cimic. D 6 Agar. D 6–12 im Beginn Nat-m., Sep., Ign., Mag-m.
Schmerzhaftigkeit des Anus	Mur-ac. D 4–6
Schmerz	
– an den Ovarien	s. Ovarialgie

– brennend in der Ovarialgegend	Kali-n. D 6–12
– unter dem Skapulawinkel	Chel. D 6
Schnupfen	s. Rhinitis
Schwäche, große	→ KENT 445 / I 445 Cocc. D 6–12, Caust. D 12, Carb-an. D 6–12, Helon. D 6 Chin. D 4–12, Ars. D 6–12, Alet. D 4–12 Sep. D 6–12 Schwäche besser bei Periode (Iod., Verat., Alum., Murx.)
Schenkeln, Reizung zwischen den	Graph. D 6–12 schmerzhaft Kali-c. D 4–12 juckend
Schweiß	→ KENT 477 / II 71 Verat. D 4, 6 Graph. D 6–12 Rhinitis, Husten, Heiserkeit Hyos. D 6–12 (Sep., Phos., Caust., Mag-m.)
– kalt	Cast-eq. D 6, Sars. D 6, Sec. D 6
– stark riechend	Stram. D 6–12, Tell. D 6–12
– nachts	→ KENT 473 / II 67 Sep. D 6–12 (Asar., Bell., Kali-c., Sulf.)
Schwellung	
– um die Augen	Phos. D 6–12
– der Vulva und sexuelle Erregung	Canth. D 6
– Gefühl der Sch.	Pall. D 12 vor, bei, nach der Periode
Schwerhörigkeit	Calc-c., Mag-m. Kreos. vor und bei der Periode
Schwindel	→ KENT 165 / I 165 Calc-c. D 6–12 erkältet, feuchte Füße, Zahnschmerzen Cocc. D 6 (Puls., Sep., Nux-v. [morgens], Verat., Mag-m., Kali-bi. Sym-r. < durch Bewegung)

Sehstörungen	→ KENT 1209 / III 75 Gels. D 4–12 Doppeltsehen s. auch bei Blindheit Cycl. D 6–12, Puls. D 6, Sep. D 6–12, Nat-m., Graph.
Singen, Beten, Geschwätzigkeit	Stram. D 6–30
Singultus	Cimic. D 4–12 Vib. D 2–4 heftig, schmerzhaft
Sexuelles Verlangen gesteigert	KENT 1910 / III 776, → KLUNKER III/605 Lyc. D 6–30, Plat. D 6–200, Orig. D 6, 8, Hyos. D 6–12, Puls. D 4–12 (Canth., Lach., Murx., Calad., Croc., Sabin., Graph., Sal-n., Mosch., Verat., Aster., Dulc., Kali-br.) (Merl. bis zum Orgasmus)
Somnolenz	Nux-m. D 4–6–12
Speichelfluss	KENT 1341 / III 207 Merc-s. D 6–12, Puls. D 4–12, Nux-m. D 4–6, Eupi. (Agar., Mag-c., Pulx. D 12–30)
Spasmen	Cimic. D 4, 6 s. auch Krämpfe Plat. D 6–12
Steißbeinschmerzen	s. Kokzygodynie
Stimme schwach	Plb. D 12
Stimmverlust	s. Aphonie
Strabismus	Cycl. D 12
Stuhldrang häufig	Calc-c. D 12, Mang. D 6–12
Stuhl hart	→ KENT 1793 / III 659
Stuhlgang schmerzhaft	Vib. D 2
Taubheit in den Beinen	Puls. D 4–12, Graph. D 6–12
Traurigkeit	Sep. D 6–12 Nat-m. D 6–30 vor und bei der Periode
Trockenheit von Mund, Zunge, Kehle	Nux-m.
Übelkeit	→ KENT 1613 / III 479 Ichth. D 2

	Graph. D 6–12 morgens übel, Schnupfen, Husten, Heiserkeit, Schweiße (Puls., Nux-v., Ip., Calc-c., Kali-c., Kali-p., Lyc., Colch., Vib.) (Sym-r. > Rückenlage)
Unruhe	KENT 85 / I 85, → BARTHEL I/853 Puls., Cycl., Sep., Calc-c., Rhus-t., Cham., Coff., Nux-v., Stram.
– in den Beinen	Lac-c. D 12
– in den Füßen	Zinc. D 6–30, Thuj. D 4–30
Unterschenkel	
– Ödeme	Sulf. D 12
– Schmerzen	Ambr., Bell, Bov., Con., Spong., Carb-a.
Unzufrieden, gereizt	Cast. D 2–6 Dysmenorrhoe, Periode verfrüht, wenige Tropfen
Urinmenge vermindert	Nat-m. D 6–12
Urtikaria	Dulc. D 4–6, Apis D 4, 6, Puls., Bell., Kali-c., Sec.
Uterus-Prolaps	KENT 1910 / III 776
Vagina	
– Kälte in der	Plat. D 6–30
– Trockenheitsgefühl	Graph. D 6–12
– geschwollen	KENT 1888 / III 754 Canth. D 6 mit sexueller Erregung
Venenschmerzen in den Beinen	Mill. D 4
Venöse Stase	Puls. D 4 vor und bei der Periode
Vollheitsgefühl	Glon. D 6
Vulva überempfindlich	Coff. D 6–30, Staph. D 4–12, Lach. D 12, 15
Vulvitis	Kreos. D 4, 6 Calc-c. starkes Brennen
Wadenkrämpfe	s. auch Krämpfe Cimic. D 4
Wallungen	Calc., Nat-p.

Weinen	→ KENT 146 / I 146 Puls., Ign., Nat-m., Sep., Phos., Plat., Zinc., Con.
Wundheit des äußeren Genitale	→ KENT 1888 / III 754 Bov. D 4, 6, Graph. D 6–12, Sulf. D 12, Am-c. D 6–12, Sars. D 6
Wundsein, innerliches (Gefühl) und Dysmenorrhoe	Am-c. D 3–6
Wasserlassen häufig	Vib. D 2–4, Med. D 30
Wortkarg, reizbar	Eupi. D 6
Zahnfleischbluten	Cedr. D 3
Zahnschmerzen	→ KENT 1367 / III 233 Mag-c. D 4–12 vor und bei der Periode Staph. D 4–30, Am-c. D 6, Lil-t. D 6 Puls. D 4–6 im Beginn Cedr. D 2 nachts Nat-m. D 6–12 im Beginn (Bar-c., Ant-c., Sep., Calc-c. erkältet, Schwindel, feuchte Hände)
Zähne wie stumpf	Merc. D 12
– klappern vor Kälte	Inul. D 3–6
Zahnfleischschwellung	Nit-ac. D 6
Zittern	→ KENT 456 / I 456 Hyos. D 6–12 der Extremitäten Art-v. D 4, 6 lokal und generalisiert (Graph. D 6–12, Nat-m. D 6–12, Calc-p. D 6–12, Nit-ac. D 6)
– der Hände	Agar. D 6, Zinc. D 6–30, Hyos. D 6
– der Beine	Agar., Hyos., Graph., Mag-c., Caust.
– der Füße	Hyos., Zinc.
Zunge sauber (übrige Zeit belegt)	Sep. D 6–12 und nach der Periode

Beschwerden nach der Periode

Allgemein

Alles besser nach der Periode	Lach. D 12, 15 bei und nach der Periode Cimic. D 4–12 < bei Periode Cycl. D 12 Puls. D 4–30 Rheuma >
Alles schlimmer nach der Periode	→ KENT 512 / I 512 Nat-m. D 6–30, Chin-a. D 6–12, Alet. D 2–4 Kreos. D 6 Schmerz Sep. D 6–12, Graph. D 8–12 Arist-cl. D 3–12 vor und nach der Periode (Kali-c., Nux-v., Lil-t., Lach., Bor.)
Alte Beschwerden kommen wieder	(während der Periode weg) Zinc. D 3–30
Alte Symptome sind verschlimmert	Nux-v. D 6–30
After, Druck auf	Senec. D6
Angst	→ KENT 8 / I 8 Phos., Agar., Sec.
Atemnot	→ KENT 1474 / III 340 Puls., Nat-m., Ferr.
Ausschlag	Kreos. D 4, 6
Bauch empfindlich	Cycl., Lil-t., Pall., Cham.
Bauchschmerzen	→ KENT 1691, 1680 / III 557, 546 Puls., Nat-m., Plat., Merc., Mag-c., Cham., Iod., Kreos.
Brennen und Jucken der Vulva	Calc-c. D 6–12 vor und nach der Periode
Brennender Schmerz im Ovarialgebiet	Zinc. D 6–12
Brüste geschwollen, Milchsekretion	Cycl. D 6–12
Brustschmerzen	s. Kap. Mamma, S. 174 → KENT 661 / II 255 Cimic. D 4–12, Berb., Cycl.

Brustwarzen, Schmerzen	Berb.
Depression	→ KENT 92 / I 92
Diarrhoe	→ KENT 1743 / III 609
	Puls. D 4–12, Graph. D 6–12
	(Lach., Nat-m., Ars., Bov., Mag-m., Tub.)
Eierstockschmerzen	Lach. D 12, 15, Zinc. D 6–12
Ekzem	Sep.
Erbrechen	→ KENT 1591 / III 457
	Crot-t. D 6–12
Exanthem	Kreos. D 4, 6
Flatulenz	→ KENT 1662 / III 528
Fluor	→ KENT 1895 / III 761
	Calc-c. D 6–12, Calc-p. D 6–12
	Bor. D 3–6 kleisterartig
	Puls., Plat.
	Bov. scharf, dick, zäh, grünlich
– albus, vermehrt	Nicc. D 12
– bräunlich, blutig, stinkend, scharf	Thlas. D 6
– blutig	Carb-v. D 6
– – scharf, jauchig	Kreos. D 4–6, Urt-u. D 6
– eiweißartig	Pall. D 12 und vor der Periode
– reichlich, dunkel, scharf	Eupi. D 4–6
– vermehrt, führt zu Pruritus vulvae	Hydr. D 6–12 lange Fäden aus dem Muttermund
Foetor ex ore	Caul. D 4–12 bei und nach der Periode
Frigidität	Caust. D 6–12, Phos. D 6–12
	(Sep., Berb., Kali-c., Nat-m., Sul-ac.)
Frost, Frieren, Kälte	Puls. D 4–12, Nux-v. D 6–12
	(Phos., Nat-m., Jug-r., Graph.)
Geistige Erschöpfung	Alum. D 6–12
Hämorrhoiden	Cocc. D 6
Harndrang	Puls., Cham.
– ständig	Senec. D 6

Herzstörungen	Naja D 12, 15
Jucken und Brennen der Vulva	s. auch Pruritus Calc-c. D 6–12 vor und nach der Periode
Kältegefühl in den Oberschenkeln	s. auch Frost Colch. D 4–12, Coll. D 2–4
Koitus ungern	→ KENT 1909 / III 775 Phos. D 6–12, Caust. D 4–12 (Sul-ac., Berb., Sep., Nat-m., Kali-c.)
Kopfschmerzen	→ KENT 258 / I 258 Croc. D 4–12, Lach. D 12, 15, Puls. D 4–12, Lil-t. D 6–12 Nat-m. D 6–12 pulsierend, Augenschmerzen Sep. D 6–12 bei und nach der Periode
Kreuzschmerzen	Aran. D 4–12 < nach Periode
Libido erhöht	Med. D 30, Calc-p. D 6–12 Kali-p. 4 Tage nach Periode
Magen	
– Krämpfe	Bell. D 4–12, Bor. D 3–6
– Schmerzen	Bell. D 4–12, Nat-p. D 6–12
Müdigkeit	Puls., Cham.
Nasenbluten	Sulf. D 6–12
Obstipation	→ KENT 1751 / III 617 Graph. D 6–12, Lac-c. D 12
Ohnmacht	Lach., Lyc., Chin.
Ohrgeräusche	Chin. D 4–12, Ferr. D 6, Kreos. D 4–6
Ovarialgie	Lach. D 12, Zinc. D 6–12
Prolaps	Aur., Agar., Ip., Kreos.
Pruritus	
– vaginae	Kreos. D 4, 6, Caust. D 4–12
– vulvae	→ KENT 1890 / III 756 Nit-ac. D 6–12, Con. D 6 Tarent. D 6–12 trocken, heiß, juckend Nat-m. D 6–12, Graph. D 12, Sil., Ferr., Mag-c.
– – und Brennen	Calc-c. D 6–12 vor und nach der Periode

Schlaflosigkeit	Kali-br., Thuj.
Schmerzen	Kreos. D 6 < nach der Periode
Schwäche	→ KENT 455 / I 455 Ars. D 6–12 Cocc. D 6 bei und nach der Periode Verat. D 4, Alet. D 3–6, Chin. D 4–12 (Carb-an., Ferr., Graph., Alum., Phos., Kali-c. Stann. bei und nach der Periode Cimic., Ip.)
Schwellungsgefühl allgemein	Pall. D 12
Sexuelles Verlangen erhöht	s. Libido → KENT 1910 / III 776, KLUNKER III 605 Med. D 30
Speichelfluss	Cedr. D 3
Übelkeit	Chin-s. D 6–12 Crot. Übelkeit, Erbrechen
Unterleib aufgetrieben	Puls. D 4–12 vor, bei, nach der Periode Calc-p. D 6–12, Kali-p. D 6, Med. D 30, Sul-ac. D 6–12
Unterleibsschmerzen	Merl. D 4–6
Unterschenkel, Schmerzen	Calc-p.
Uterus-Prolaps	s. Prolaps
Vagina trocken	Sep., Nat-m., Lyc., Berb.
Weinen	→ KENT 146 / I 146 Phos., Lyc., Con., Alum., Stram.
Zittern	Chin. D 4–30
Zunge wieder belegt (bei Periode rein)	Sep. D 6–12

Klimakterische Beschwerden

→ KENT 506 / I 506

Man sollte bei der Behandlung klimakterischer Beschwerden von Anfang an ohne Hormone (Östrogene, Gestagene, Androgene) auskommen. Diese Mittel stellen keine kausale Therapie dar und auch keine Substitution. Die Menopause ist eine physiologische (und damit zweckmäßige) Phase, genauso wie die Zeit vor der Pubertät. Stärkere Beschwerden sind aber nicht physiologisch, sondern pathologisch, und sollten daher behandelt werden. Sie gewaltsam hinauszuschieben, heißt nicht, länger jung bleiben! Die oben angegebenen Hormone belasten oder schädigen vor allem die Leber, begünstigen Varikosen, Thrombosen, Embolien, Hypertonie, Dysthyreose und wirken kanzerogen. Nach neueren Forschungen sind sie auch nicht in der Lage, die klimakterische Osteoporose aufzuhalten. Sie führen häufig zu Blutungen, die eine Abrasio erforderlich machen. Oft werden sie nicht vertragen. Muss man sie dann irgendwann absetzen, entstehen oftmals Erscheinungen wie bei Suchtmittelentzug. Das Hinausschieben der Wechselumstellung bewirkt dann im höheren Alter ein viel schwierigeres Anpassen in psychischer Beziehung, auch kreislaufmäßig usw.

Nach längerem Gebrauch von Hormonen sprechen die homöopathischen Mittel meist nicht mehr so gut an.

Die homöopathische Behandlung ist sehr dankbar. Da sie eine kausale ist, sind die Frauen hinterher frisch und leistungsfähig. Sie sollten allerdings selbst aktiv mitmachen; gesunde Ernährung, Entlastung der Leber, natürliche Kost, Einschränkung des Kaffee- und Alkoholverbrauchs (besonders des Rotweins), vor allem aber des Nikotins und des Fernsehens sind wichtige Faktoren. Kreislauftraining, Gymnastik, Bürstenmassage, Schwimmen, Wandern, Regelung des Stuhlgangs sind besonders zu empfehlen. Das Schwitzen wird oft durch Kunststoffbekleidung ungünstig beeinflusst.

Hauptmittel

Sulfur D 12–30   Rotes Mittel (rot, warm, feucht) Kongestion

Hitze führt zu Schweiß, dieser zu Erschöpfung. Brennen der Handteller und Fußsohlen im Bett. Körperöffnungen gerötet, brennen, Pruritus vulvae, Leberschwellung empfindlich, Morgendiarrhoe. Abneigung gegen Waschen und Bad, evtl. roter Hochdruck, Autointoxikation.

Typ: Die Frau ist breitschultrig, gebeugt, reizbar und depressiv und von sich eingenommen. Geht spät zum Arzt, nimmt nicht gern Arzneimittel (Nat-m.). Weinen ohne Grund (Puls., Lyc., Mag-c., Kali-c.).

Sulfuris acidum D 6–12

Am besten beginnt man die Kur mit 4 Injektionen D 10 i. v. im Abstand von Tagen, dann Übergang auf D 6–12 in Tropfen.

Schweiße, Schwäche, innere Unruhe, inneres Zittern, Hast, schlechter Schlaf, Hautjucken, Wechsel von Hitze und Frost, Neuralgien, Myalgien. Allgemeine Erschöpfung oft schon im Präklimakterium, Verlangen nach Wärme. Periode zu früh, zu stark, zu lang, schwächend.

Ihr geht nichts schnell genug, kann andere nicht langsam arbeiten sehen.
Typ: Stoffwechselgestörte klimakterische Frau mit Schwäche und erschöpfendem Schweiß.

Lachesis D 12–30

Hitze (Schweiße), körperliche Schwäche, ruhelos, unregelmäßige, starke Blutungen. Störung der Blutgerinnung. Eifersüchtig, depressiv, Herzklopfen, Herzschwäche. Unverträglichkeit von Enge am Hals, Unverträglichkeit von Wein. Linksmittel. Hyperästhesie. Oft trockene, dunkelhaarige Frauen.

< durch Schlaf, feuchtwarmes Wetter, Föhn, Wein > durch eintretende Menses
Typ: Die geschwätzige klimakterische Frau mit offener Bluse.
WEIHE-Druckpunkt unter der Mitte des linken Schlüsselbeins.

Naja D 15–30

Wallungen von unten nach oben (Lachesis), Herzschmerz, schwankender Blutdruck, Depression. Schwitzen an den Handflächen, Kollaps, Kopfschmerz links, Thyreotoxikose. Verträgt keine Enge am Hals. Verlangen nach Wärme (Gegensatz zu Lachesis).

< in der Frühe, durch enge Halskragen, feuchtes Wetter
Typ: Klimakterische Frau mit Herzbeschwerden.

Sepia D 6–30

Hitzewallungen, (kalte) Schweiße, hyperthyreotisch, dunkelhaarige Frauen, gelbe Gesichtsfarbe, Leberflecken, gelber Nasensattel, schlank, dunkle Augenringe (Lyc.), Morgenkopfschmerz, Leere im Magen (Cimic.), Obstipation, Fluor, Deszensus und Deszensus-Gefühl, traurig, Launen, Ärger, will allein sein. Reizbar, gleichgültig gegen Ehemann und Familie, Abneigung gegen Koitus. Arthropathie, Schmerz bei Treppenhinabgehen, Neuralgien, vasomotorische Störungen, Migräne, venöse Kongestion, Pfortaderstauung.

Klimakterische Beschwerden

< morgens, abends, in der Ruhe, nach dem Essen, kalte Luft
Typ: Die schlanke, launische, reizbare und gleichgültige klimakterische Frau mit dunklen Augenringen. Die reizbare, deprimierte klimakterische Frau mit Ptose.
> mittags, nachmittags, durch Bewegung, im Freien
< nach Schlaf, durch Bettwärme

Sanguinaria D 3–30

Hitzewallungen, Schwäche mit kaltem Schweiß, fliegende Röte, Herzbeschwerden, Schwindel, Übelkeit, Migräne rechts, Akne im Gesicht, Rheuma, Herzklopfen, empfindlich gegen Gerüche, Zungenbrennen, blutet bis ins Alter, häufig und stark (Sanguiso.).
< Wärme, Sonne, Kälte, Zugluft, Geräusche, Süßigkeiten, > Dunkelheit und Schlaf
Typ: Die ungeduldige, leicht wütende klimakterische Frau mit Brennen der Hände, Fußsohlen, Zunge, Nase, mit Rheuma und Herzklopfen, „Gemälde in Rot".

Cimicifuga D 1–4–30

Hauptmittel bei Depression, Psychosen, nervös, erregt, unruhig, schlaflos, Wallungen, Leere im Magen (Sep.) mit Appetitmangel, Gelenk-Muskel-Nerven-Schmerzen, Rheuma, Osteoporose, (HWS-)Migräne (links). Blutung spärlich, dunkel, geronnen. Klimakterium zieht sich in die Länge. Psychosen durch das „Verlustereignis". Keine Schweiße.
Typ: Die klimakterisch depressive Frau (fette, magere, intersexuelle Typen).
< durch Kälte und Nässe, morgens, bei Periode
> im Freien, nach wenig Essen, durch Wärme

Jaborandi D 3–6

Hitze mit plötzlichen, heftigen Schweißausbrüchen, nervöse Erregung, Zittern, Herzklopfen, Übelkeit (Vagus-Mittel! enthält Pilocarpin), evtl. im Wechsel mit Sul-ac., Lach. oder Ovariinum (QUILISCH).

Ovariinum

D 30 kann immer versucht oder zusätzlich gegeben werden (etwa mit Lach. D 30 im Wechsel injizieren).

Okoubaka D 3

Wenn schwierige Arzneimittel-Findung, keine klare Indikation. Eventuell im Beginn der Therapie 14 Tage lang.

Psorinum

Alle Beschwerden < im Klimakterium.

Weitere Mittel

Acon. D 12–30	schlaflos mit Angst und Unruhe, Neuralgien, Taubheitsgefühle, Wallungen, Herzklopfen, Kreislaufstörungen, Schweiße *Typ: gut aussehend, robust*
Agar. D 6–12	Wallungen, starke Schweiße
Ambr. D 4	Nervenmittel, „alles greift an" (Musik), oft dünne, knochige Frauen
Aml-ns. D 4–15	Hitzewallungen zum Kopf mit Pulsieren, Atembeengung
Apis D 4–6	Hypertonie, Asthma, Husten, Inkontinenz, keine Schweiße, Wallungen
Aqui. D 2	morgendliches Erbrechen, licht-, geräuschempfindlich, Globusgefühl *Typ: Die nervöse und schlaflose klimakterische Frau*
Arg-n. D 12	
Arist-cl. D 3–12	ärgerlich, Arthropathien, Ekzeme, vorzeitiges Klimakterium
Aur. D 4–30	Wallungen, Pulsieren, Atemnot, Angina pectoris, depressiv, Hypertonie *Typ: Die in sich gekehrte, lebensüberdrüssige, melancholische Pyknika mit blaurotem Gesicht*
Cact. D 2–3	(lange geben!) Herzbeschwerden, Herzklopfen, Pulsieren, kardiovaskuläre Neurose, schlechter Schlaf (Menorrhagie mit dickem, pechartigem Blut), Herz wie von eisernem Band umklammert
Calad. D 1–5	sexuell übererregt, Pruritus vulvae
Calc-ar. D 6–12	dicke Frauen, bei denen die geringste Erregung zu Herzklopfen führt
Card-m. ⌀	biliöse Zustände, Pfortaderstauung (mit Menorrhagien), Varikosis, Asthma, Ulcus cruris, chron. Bronchitis, evtl. auch als zusätzliches Mittel
Chin. D 4–30	Schwäche, Flatulenz, Folge von Blutverlusten
Chion. D 2	Erschöpfungszustände, Kreislaufschwäche
Cocc. D 6	Schwäche, Schwindel
Con. D 6–12	bes. Ältere, Unverheiratete mit Schwäche und Schwindel
Cot.	

Klimakterische Beschwerden 99

Croc. D 4–15	Hitze mit pulsierenden Kopfschmerzen, Atemnot, Wallungen im ganzen Körper, Unruhe, Schweiße, Depression, Bangigkeit (Brust, Herz); Blutungen reichlich, zäh, strähnig, dick, klumpig mit wehenartigem Schmerz (nach Tanz, Alkohol), Gefühl, als ob sich etwas Lebendiges im Leib bewege *Typ: vollblütige, neuropathische Frau*
Crot. D 15–30	Herzklopfen, Kollaps, Hepatopathien (Cholangitis), Migräne, Rheuma, zystitische Beschwerden, mehr rechtsseitige Beschwerden Blutungen dunkel, flüssig; Zittern, Schwäche
Cycl.	Stimmungswechsel, Depression, Schwäche, Kopfschmerzen mit Sehstörungen
Gels. D 4–12	Erschöpfung, Folgen von Erregung, HWS-Kopfschmerzen
Glon. D 6–12	starke Kongestion, Klopfen, Schweiße, Ohrgeräusche, epileptiforme Anfälle, Pulsieren Vollheitsgefühl zur Periodenzeit < Wärme, Sonne
Graph. D 8–30	hypothyreotisch, fett, frostig, frigide, phlegmatisch, Obstipation, Blähbauch, trockene, rissige Haut *Typ: „der frierende Speck", „Wechselspeck"*
Helon. D 2–4	schwache Frauen, die ihren Uterus fühlen mit „Hausputzfieber" *Typ: Die deprimierte und erschöpfte Frau, die sich nur bei Zerstreuung oder Arbeit wohlfühlt*
Ign. D 6–12	klimakterische Frau mit stillem Kummer
Kali-c.	Hitzewallungen, erschöpfende Schweiße, deprimiert, Weinen ohne Grund
Lil-t. D 6–30	Hitze und Schweiße
Lyc. D 6–12	Hitzewallungen im Gesicht, Nymphomanie, Weinen ohne Grund (Sulf., Puls., Mag-c., Kali-c.)
Mag-c. D 12	„Die zusammengebrochene, erschöpfte Frau mit uterinen und klimakterischen Beschwerden" (VOISIN), Weinen ohne Grund
Mang. D 6–30	Müde, erschöpft, bleibt am liebsten im Bett
Meli. D 6	Kongestion mit Kopfschmerzen, keine Schweiße
Mosch. D 4–6	Ohnmachtsanfälle im Klimakterium
Murx. D 6–12	Hitze und Schweiße, nervös

Nicc. D 6–12	Hitze und Schweiße
Nit-ac. D 6–30	Wallungen, Hitze mit Reizbarkeit
Okou. D 3	besonders bei Toxinbelastungen
Op.	
Plat. D 6–200	sexuell übererregt, hochmütig, depressiv, Weinen, leicht gerührt, Stimmungsumschwung (Ign., Croc.), auffallende Kleidung, gynäkologisch nicht zu untersuchen
Psor. D 15–30	Schweiße und große Kälteempfindlichkeit, Pruritus, < allgemein im Klimakterium
Puls. D 4–30	sanft, weinerlich, frostig, anämisch, gichtische Erscheinungen; Weinen ohne Grund (Sulf., Lyc., Mag-c., Kali-c.)
Saroth. D 6–12	(Symptome wie bei Tab.) Brennen des Gesichtes, Kälte, kalter Schweiß
Sel. D 6	körperliche und psychische Schwäche
Stront-c. D 6–12	Hitze mit Röte im Gesicht, heftige Nachtschweiße
Tab. D 6–30	sterbenselend, Erschöpfung, Angst, schlechter Schlaf, Schwindel, Herzklopfen (Ähnlichkeit mit Saroth.)
Verat. D 4–30	sexuell übererregt, manisch-depressiv, Wahnideen, religiös überspannt, Erregung, Kollaps, kalter Stirnschweiß
Verat-v. D 6–12	Hitze im Kopf und kalte Füße, Herzklopfen
Visc. D 4–8	Hypotonie, Bradykardie, Kreuzschmerzen zum Becken ziehend

Spezielle klimakterische Beschwerden

Bei allen Beschwerden kann man Ovariinum D 30 versuchen, evtl. zusätzlich geben.

Akne	Sul-ac. D 6–12 (Diabetes) Sang. D 4–12 im Gesicht Angiospasmen Ars. D 30 und Lach. D 30 im Wechsel
Alopezie	Sep. D 12, Sul-ac. D 6–12, Agn. ∅
Angiospasmen	Ars. D 30, Lach. D 30 (evtl. beide Mittel 1x wöchentlich)
Angst	Acon. D 6–30, Sep. D 12–30
Apathie, gleichgültig	Cycl. D 12
Arthropathien	klimakterisch und postklimakterisch Fluggea D 2, 3 Arist. D 12 < Ruhe > Bewegung (bes. Knie) Sep. D 6, Puls. D 4, Caul. D 2–4 Cimic. D 4–12 arthralgische-myalgische- neuralgische Schmerzen

Weitere klimakterische Beschwerden

Asthma	Apis D 4–12, Card-m. D 2–4
Atemnot	Croc. D 6
Blähbauch	Chin. D 4–12, Kali-c. D 4–12
Blutungen	Organische Ursachen, insbesondere Karzinome, müssen ausgeschlossen werden. Sep. D 6–12 Spätblutung, Blutungen zu häufig Sang. D 3–6 stark, übelriechend Ip. D 3–6 hell, gussweise, Übelkeit Erig. D 1–3 hell, stark, ruckweise, < bei Bewegung Ham. D 1–3 dunkel, flüssig Nit-ac. D 2–3 dunkel, dick, Schwäche Ust. D 2–4 dunkel, bei geringstem Anlass (Ambr.)

Weitere Mittel

Aloe D 12   Gefühl des Nach-unten-Ziehens im Rektum
Am-c. D 6–12
Am-m. D 6–12   Periode verspätet, dunkel, klumpig, reizbar, deprimiert, indolent, Gewichtszunahme
Ane-n. D 10   20 Tropfen oder D 30   5 Tropfen
Apoc. D 4–12   große Klumpen
Arg. D 6–12
Ars. D 6–12
Thlas. ∅-D 6   häufig, lang, mit Kolik
Cact. D 1–4   dunkel, pechartig, dick
Calc-c. D 6–12   fett, schlaff, pyknisch, mutlos, gland. Hyperplasie
Chin. D 4–12   dunkel, Schweiße, Varikosis
Cor-r. D 3–4
Croc. D 6   zäh, strähnig, reichlich, klumpig, schwärzlich
Crot-h. D 12–15   evtl. Injektion, dunkel, keine Klumpen
Ferr. D 6–12   dunkel, flüssig
Glacies mariae D 10   1 Injektion am 1. Tag
Hydr. D 2–6   lang anhaltend (Endometritis), Magen-, Darmbeschwerden
Kali-br. D 4, 6   (STAUFFER)
Lach. D 12–30   dunkel, stark, dauerndes Bluten (Vinc.)
Mill. D 3–6   hell
Nicc-s. D 12   Hitze, Schweiße intertriginös
Plb. D 6–12   teils flüssig, teils Klumpen
Pot-t. D 1
Rhus-t. D 6
Sabin. D 2–3   hell (Endometritis) kräftige Frauen
Sanguiso. D 2–6   blutet bis ins Alter, zu häufig, zu stark, passiv (Tub.), Varikosis, Schweißausbrüche
Sulf. D 6–30
Tril. ∅-D 2   Gefühl, als falle Hüfte und Kreuz auseinander, hartnäckige Blutungen
Ust. D 2, 3   Blutandrang, cholerische Frauen
Vinc. D 2–6   dauerndes Bluten (Lach.), passiv, dunkel, stark erschöpfend
Visc. D 1–3   Menorrhagien, Zwischenblutungen

Spezielle klimakterische Beschwerden 103

Blutandrang	→ KENT 408 / I 408
Brennen	
– in der Zungenspitze	Caps. D 6
– der Handflächen und Fußsohlen	Sulf. D 12, Sang. D 3–6
Brüste vergrößert, schmerzhaft	Sang. D 3–6
Brustschmerzen nachts	Cimic. D 4–6
Depression	siehe Geistesstörungen
Diarrhoe	Lach. D 12, Sulf. D 12
Dysmenorrhoe vor der Menopause	(Störfeld Operationsnarbe? Endometriose?) Psor. D 30
Dyspnoe	Croc. D 6
Ekzeme	Arist-cl. D 12 (Sep. D 12, Dulc. D 6, Mez. D 6)
– in der Menopause	Mang. D 6–12
Epileptiforme Anfälle	Glon. D 6–12
Erbrechen	von grünen Massen morgens (schlaflos) Aqui. D 6–12
Erschöpfung	s. Schwäche
Exanthem perioral	Arist-cl. D 12
Fettleibigkeit	Thuj. D 4–12, Graph. D 6–12
Fluor albus	Psor. D 20–30, Sang. D 3–6 (s. Kap. Fluor)
Frösteln, Müdigkeit, Schwäche	Calc-c. D 6–12–30, Sep. 6, 12
Frühzeitige Menopause	Hypophysis D 12, Progesteron D 12, Absin. D 3–12
Gefäßspasmen	Ars. D 30 mit Lach. D 30 im Wechsel
Geistesstörungen – psychische Störungen – Gemütsstörungen	Arg-n. D 6–12 Suizidneigung, > Arbeit (Ph-ac., Sil.) Arist-cl. D 12 Depressionen *Aur.* D 6–30 depressiv, nimmt alles schwer (Typ) Bell. D 6–30 Wahnideen *Calc-c.* D 6–30 Hände warm, Füße kalt, feucht, traurig, verzweifelt, Furcht, nicht mehr gesund zu werden

Cimic. D 1–4–12   Depressionen, Psychosen, nervös, erregt
Cocc. D 6–12   Depressionen und Schlaflosigkeit
Croc. D 15   Depression, Neuropathie
Gels. D 3–12
Glon. D 6–15
Graph. D 12   traurige, verzagte Stimmung, besonders morgens
Hyper. Ø
Ign. D 6–200   stiller Kummer
Kali-c. D 12–30   deprimiert, Weinen grundlos
Lach. D 12–30   depressiv, unstet, eifersüchtig, < nach Schlaf
Lil-t. D 6–30
Lyc. D 6–12   < 16–20 Uhr, dunkle Augenringe, brütet vor sich hin
Manc. D 12   schweigsam, verschlossen, depressiv, Sexualität gesteigert
Nat-m. D 6–30   Melancholie < durch Zuspruch, kann nicht weinen, wenn traurig
Puls. D 4–30   Depression
Rhus-t. D 6–30   stark depressiv, niedergeschlagen, hoffnungslos, Suizidgedanken, weint viel, fürchtet, Gedächtnis zu verlieren < nachts
Sep. D 6–30   Depression, Launen, will allein sein, gleichgültig, Ärger
Sulf. D 6–30   Depressionen, reizbar (besonders nach Antidepressiva)
Thuj. D 6–30   Depression und schizoide Ideen
Ust. D 4–6   Depression, Reizbarkeit, Schwindel
Verat. D 6   Depression, manisch-depressive Wahnideen, religiös überspannt

Gelenkbeschwerden	s. Arthropathien
Glanduläre Hyperplasie	Calc-c. D 6–12, Berb. D 4 Inj. – ferner können die unter Blutungen genannten Mittel in Frage kommen
Gleichgültig, apathisch	Cycl. D 12
Globusgefühl	Lach. D 12–30 (Valer., Zinc-v.)
Haarausfall	Sep. D 12, Sul-ac. D 6, 12
Hämorrhoiden	Lach. D 12–15

Spezielle klimakterische Beschwerden 105

Herzklopfen und
Herzbeschwerden

Acon. D 10–30   Herzklopfen
Cact. D 2–3   Herz wie gepackt
Crot. D 15–30   Herzklopfen
Lach. D 12–30   Herzklopfen
Naja D 12–15
Tab. D 6–30   sterbenselend, blass, kalt

Weitere Mittel
Apis D 4–6   Hypertonie
Ars. D 30   mit Lach. D 30   bei Stenokardie
Aur. D 6–30   Hypertonie, Brustbeengung
Calc-ar. D 6–12
Croc. D 6–15   Bangigkeit am Herzen (und Brust)
Chin. D 4–12, Crat. ⌀, Jab. D 3–6
Ign. D 6–30   nächtlichtes Herzklopfen, lässt nicht einschlafen
Kali-c. D 4–30
Lycps. D 2–4   Tachykardie (thyreotoxisch), stürmisches Herzklopfen
Sang. D 3–12   Fliegende Röte, Hitze, Schweiß, Rheuma
Sep. D 6–30
Valer. ⌀-D 4
Verat. D 2–4   reizbar, nervös

Hitzewallungen

→ KENT 415 / I 415
mit Schweiß → KENT 416 / I 416
Nit-ac. D 6–30   Wallungen mit Reizbarkeit
Aur. D 4–30   Wallungen, Pulsieren, Atemnot, depressiv, Angina pectoris
Croc. D 15   Wallungen im ganzen Körper, Bangigkeit, Schweiße, Hitze mit Kopfweh, vollblütig, neuropathisch
Glon. D 6–15   Kongestion, Kopfschmerz, Schweiße
Jab. D 3–6   Herzklopfen, Hitze mit plötzlichem Schweißausbruch
Lach. D 15, 30   Wallungen von unten nach oben (Naja) Herzbeschwerden, Hitze oft ohne Schweiß, ruhelos, Eifersucht > durch eintretende Menses, < durch Wärme, Föhn (umgekehrt Naja)
Naja D 15, 30   Wallungen von unten nach oben (Lach.), Herzschmerz, RR-Schwankungen,

Kopfschmerz links, Verlangen nach Wärme (umgekehrt Lach.)
Sang. D 2–12   Herzbeschwerden, fliegende Röte, Kopfschmerz, Schwäche mit kaltem Schweiß
Sep. D 6–30   (kalte) Schweiße, Fluor, Senkungsbeschwerden, Launen, gelbe Haut, Leere im Magen, dunkle Augenringe
Sulf. D 12–30   Hitze mit folgendem Schweiß, folgende Erschöpfung
Spong. D 3–6   erschöpfend

Weitere Mittel
Acon. D 10–30   Herzklopfen, schlaflos mit Angst und Unruhe
Agar. D 6–12   starke Schweiße
Amyl. D 4–15   Wallungen zum Kopf führen zu Schweißen
Arist-cl. D 12   ärgerlich, Arthropathien, Ekzeme
Cocc.
Saroth. D 6–12   Brennen des Gesichts, Kälte, kalter Schweiß
Kali-p. D 6   Hitzewallungen zum Kopf
Kali-c. D 6
Lil-t. D 6–30   Hitze und Schweiß
Mang. D 6–12
Meli. D 6
Nicc. D 6–12   Hitze mit Schweißen
Puls. D 4–30
Sanguiso. D 2–6   Wallungen nach Kopf und Gliedern, Blutungen
Stront-c. D 6–12   Hitze mit Röte im Gesicht
Sul-ac. D 6–12   Hitze mit Wallungen und starken Schweißen
Ust.
Verat. D 4–12   Hitze im Kopf und kalte Füße

Hitzewallungen aufsteigend	Acon., Glon., Lach., Sulf., Sep., Bell., Phos., Plb., Verat., Hyos., Am-m., Canth., Ant-t.
Hitzewallungen absteigend	Acon., Bell., Verat., Caust., Colch., Nat-c., Op.
Husten	Apis D 4 sofern nur klimakterisch bedingt
Hyperthyreose	Lycps-eu.

Spezielle klimakterische Beschwerden

Hypertonie	Aur. D 12, Lach. D 12, 15, Sulf. D 12–30 Sabin. D 4–6 reizbare sykotische Frauen Thuj. D 4–12 fettleibige sykotische Frauen Crat. D 4–6 Naja D 12 große RR-Schwankungen Apis D 4 (Glon. D 4–6, Oestradiol D 3, Hypoph. D 12, Stront-i. D 6–12, Visc. D 1–3, Tab. 6–12, Okou. D 3)
Incontinentia urinae	Apis D 4 (s. auch Kap. Inkontinenz)
Klimakterium praecox	Arist-cl. D 12, Cimic. D 12, Sep. D 6–12
Koitus, Abneigung gegen	Sep. D 6–12, Con. D 6–12, Graph.
Kopfschmerzen	Bell. D 4–6, Chin. D 4–12, Carb-v. D 12, Cimic. D 4–6, Cypr. D 3 Croc. D 4–6 hämmernd, pulsierend Cypr., Ferr. D 6–12, Gels. D 4–12, Glon. D 6, Ign. D 6, Lach. D 12–30, Sang. D 3–4, Sep. D 6, Ther. D 12, Ust. D 4 Xan. D 2–12 wenn Periode plötzlich ausgesetzt hat; Stirnkopfschmerz, mager, nervös
Kreuzschmerzen	Sep. D 6–12 Schwäche, muss sich anlehnen Berb. D 2–3, Kali-c. D 4–30
Leberstörungen	Card-m. ∅-D 4 (Sep.)
Libido-Steigerung	Sul-ac. D 6, 10, 12 hektische Unruhe, Nervosität, depressiv, Verlangen nach Wärme (evtl. 1 x wöchentlich i. v.) (Manc. D 12, Lach. D 12, Plat. D 6–12, Sabin. D 4–6, Puls. D 4–12, Stront-c. D 6–12, China D 4–12)
Magenleere	Lach., Tab., Asaf., Crot-h.
Migräne	Cimic., Sang., Amyl., Crot. (s. auch Kopfschmerzen)
Myalgien	Sul-ac. D 6–12, Cimic. D 4–6
Nervöser Erregungszustand	Arg-n. D 12
Nervös, erschöpft	Sep. D 6–30 Alet. ∅-D 6 Anämie, Muskelschwäche, Kreuzschwäche, Deszensus, „immer müde" Ambr. D 4 dünne, knochige Frauen, < Musik

Kali-p. D 6   „Arbeit wie ein Berg"
Chin. D 4–12   besonders nach Blutverlusten
Con. D 6–12
Ign. D 6–30
Kali-c. D 12   „ausgelaugt"
Gels. D 4–12
Mosch. D 3–6   Libido mit unerträglichem Jucken der Geschlechtsteile
Sul-ac. D 3–10   mager, Hautjucken
Valer. ∅

Neuralgien Sep. D 6–12
Acon. D 6–12
Sul-ac. D 6–12

– periodisch Sang. D 4–12

Nymphomanie Lyc. D 6–30, Ambr. D 4

Ohnmachtsanfälle Sulf. D 6–30, Sep. D 6–30, Lach. D 12–30, Cimic. D 3–12
Crot. D 12–15, Glon. D 6–12, Nux-m. D 6–12
Nux-v. D 4–12   in warmem Zimmer

Ohrensausen rechts Coll. D 3, 6

Osteoporose Die Unwirksamkeit der Östrogenbehandlung ist inzwischen bewiesen, die homöopathische Therapie ist die erfolgreichste.
Stront-c. D 6–12
Calc-fl. D 6
Cimic. D 3–6, Arist-cl. D 12
(Calc-fl. evtl. + Sil. D 6, Symph. D 2, Cortison D 30, Nat- fl.)

Parästhesien Croc. D 6

Periorales Exanthem Arist-cl. D 12

Polyglobulie Cob. D 30

Pruritus vulvae Sulf. D 6–30
Ambr. D 3, 4
Sul-ac. D 6–12   besonders bei Diabetes
Con. D 6–30   (Conium-Salbe)
Calad. D 1–5
Carb-v. D 6
Coll. D 3

Spezielle klimakterische Beschwerden

	Dict. D 4–6 schmerzhafte Wundheit, dicker, zäher Fluor
	Follikulin D 3
Reizbarkeit	Lach. D 12–30, Sulf. D 6–12, Aur. D 12
Reizblase	Alum. D 6–12
Rheumatismus klimakterisch und postklimakterisch	s. Arthropathien
Schlafstörungen	Sul-ac. D 6–12, Ambr. D 3, 4, Cimic. D 4–12, Lach. D 12–30
	Crot. D 15, Acon. D 6–30, Coff. D 6–30, Gels. D 4–12
	Cham. D 4–30, Aven. ∅, Kali-c. D 12, Zinc-v. D 6 (Tab. D 6, Sumb. D 6, Aqui. D 6, Helon.)
	Okou. D 4 braucht viel Schlaf
Schwäche	s. auch bei „Nervös, erschöpft"
	Sul-ac. D 6–12, Sep. D 6–12, Helon. D 2–12, Kali-c., Kali-p.
	Tab. D 6–12 Elendigkeit, Erschöpfung
	Chin. D 4–12 mit Flatulenz
	Chion. D 2–4 Erschöpfung und Kreislaufschwäche
Sexuelle Erregung	Murx. D 6–12, Lil-t. D 6–12, Calad. D 1–5
	Plat. D 6–30 hochmütig
	Lach. D 12–15
	Manc. D 12 schweigsam, verschlossen
	Verat. D 4–6
– Abneigung (gegen Koitus)	Sep. D 6–30, Nat-m. D 6–30
Schweiße	Acon. D 6
	Sul-ac. D 6–12 mit Schwäche
	Sulf. D 6–30 mit Hitze
	Jab. D 3–6 mit Hitze
	Sep. D 6–30 mit Hitzewallungen, kalter Schweiß
	Lach. D 12–30 mit Hitze
	Croc. D 12–15 mit Hitzewallungen im ganzen Körper
	Agar. D 6–12 starke Schweiße und Wallungen
	Lil-t. D 6–30 mit Hitze
	Nicc. D 6–12 mit Hitze (Nicc-s. D 4)

Aml-ns. D 4–15   mit Hitze
Sang. D 4–12   mit Hitze, kalter Schweiß
Glon. D 6–12   mit Kongestion
Chin. D 4–12   mit Frostschauer und starken Blutverlusten
Til. D 2–12   heißer Schweißausbruch ohne Erleichterung
Kali-c. D 4–12   erschöpfend
Valer. D 3–6   Schweiß, plötzlich, erleichternd
Verat. D 4   kalter Schweiß
Hep. D 4–6   saure Schweiße
Stront-c. D 6–12   heftige Nachtschweiße (allgemeine Schweißmittel, die evtl. auch zusätzlich gegeben werden können, sind: Salv. D 2 und Samb. D 2)

Schwindel Lach. D 12–30, Crot. D 15, Glon. D 6–12, Ust. D 4–12

Speichelfluss Jab. D 3–6

Stenokardie Ars. D 30 und Lach. D 30

Thrombophlebitis Lach. D 30 und Ars. D 30   im Wechsel
– rezidivierend Vip. D 12   am besten Injektionen, auch postthrombotisches Syndrom

Thyreotoxikose Sep. D 6–30, Naja D 12–15, Sul-ac. D 6–12

Varikosis Lach. D 12–30, Card-m. ∅-D 4

Vasoneurosen Asaf. D 12

Verdauungsstörungen *Card-m.* ∅   biliöse Zustände, Pfortaderstauung
Asaf. D 4   Trommelbauch, umgekehrte Peristaltik
Chin. D 4–12   appetitlos, Blähungskolik
Sulf. D 6–12, *Sep.* D 6–30, Puls. D 4–30, Nux-v. D 6–30, Carb-v. D 6–12, Anac. D 6–12, Arg-n. D 6–12, Lyc. D 6–12, Ign. D 6–30, Graph. D 8–30 (Nat-p., Aqui.)

Wallungen s. Hitzewallungen

Wirbelsäulen-beschwerden Stront-c. D 12

Menopause

Bei allgemeinen Beschwerden in der Menopause hilft oft Vip. D 12, bei Verschlimmerung von Beschwerden und Krankheiten Mang. D 6–12, bei postklimakterischen Krankheiten Kreos. D 4–12.

Abneigung gegen Koitus	Con. D 6–30
Beschwerden nach Röntgen-Kastration	Caul. D 3–6
Chorea (Vikariationseffekt)	Kaffee weglassen Croc. D 6–30, Mygal. D 6–30
Depression	Cycl. D 12
Ekzeme	Mang. D 6–12
Frühzeitige Menopause	Absin. D 2–12, Arist-cl. D 12 Nosode Oestro-Gesta-comb. D 15, 30 (Staufen-Pharma)
Metrorrhagien (Cave Carcinom!)	Merc. D 12, Lach. D 12, Vinc. D 3, 4, Sep. D 6–12 (Calc-c., Ferr., Mang.) Sang. D 4–6 durch Polypen
Nasenbluten in der Menopause (Vikariationseffekt)	Lach. D 12–30, Sulf. D 12, Sul-ac. D 6–12 Croc. D 6–30 zur Zeit der fälligen Periode Arg-n. D 6–12
Osteoporose	s. S. 18
Pruritus cutaneus	Ars. D 12
Schlaflosigkeit	Am-val. D 3, 4
Schwäche in der Menopause	Helon. D 2–12 Pip-m. D 2–4 Chin. D 4–12 nach starken Blutverlusten im Klimakterium
Schwindel (zirkulatorisch bedingt)	Lach. D 12 (Sang., Glon., Ust.)
Sexuelles Verlangen erhöht	Lach., Murx., Manc., Ambr.

Sexualität

→ KENT 1909 / III 775, VOISIN, KLUNKER III 601

→ GALLAVARDIN: „Homöopathische Beeinflussung von Charakter, Trunksucht und Sexualität". Karl F. Haug Verlag, Heidelberg

Die Erfolge der homöopathischen Behandlung bei Störungen der Sexualität sind im Allgemeinen recht gut, man muss aber meist die Behandlung längere Zeit weiterführen; insbesondere nach Schäden durch die Antibaby-Pille ist ein rascher Erfolg nicht zu erwarten.
Zur allgemeinen Stärkung der Sexualorgane wird Cyd. D 1 empfohlen.

Frigidität
Sep. D 10–12   Abneigung gegen Koitus
Nat-m. D 10–30   Abneigung gegen Koitus
Puls. D 4–30   Abneigung gegen Männer
Sabad. D 6   Abneigung gegen sexuelle Reize
Oestro-Gesta-comb. D 30   Frigidität durch Antibaby-Pille, Injektion alle 14 Tage

Weitere Mittel
Graph. D 10–12
Ign. D 6–30
Agn. D 4   Abscheu vor Koitus
Phos. D 30
Psor. D 15–30   Libido-Verlust
Lyc. D 4–6
Ferr. D 6–12   Orgasmus fehlt   (Anac.)
Nat-p. D 6–12   mit saurem Sekret aus der Vagina
Kali-bi.   bei fetten Frauen
Kali-br. D 6   Abneigung gegen Koitus
Canth. D 6
Dam. D 1, 2   Dysmenorrhoe, Fluor, genitales Tonikum
Nep. D 4–12
Nat-c. D 6–12   Erschlaffung der Vagina, Sperma läuft aus
(Akupunktur N 7 Gold) (hinter MP 6)

Sexualtrieb vermindert   → KENT 1910 III/776, KLUNKER III/601
Sep. D 10–12   Abneigung gegen Koitus

Nat-m. D 10–30   Schmerz bei Koitus und Widerwille dagegen
Graph. D 10–12
Helon. D 4, Agn. D 4

Weitere Mittel
Caust. D 6
Ph-ac. D 3–6
Lyc. D 4–6
Esp-g. D 3–4   auch vermehrt
Sabal ∅-D 2   Periode verspätet mit Krämpfen, sexuelle und allgemeine Schwäche
Yohim. D 2
Kreos. D 4, 6   Schmerz bei Koitus und Widerwille dagegen
Onos. D 3–12   Libido vermindert (Schmerzen im Uterus)
Saroth. D 4–6   (= Spartium) Libido vermindert; Periode spät, stark, lang
Ferr. D 6–12, Hep. D 6, Camph. D 6, Berb. D 4–6
Rauw. D 12   mit Hypotonie
Gins. D 2–12   Sexual-Tonikum

Sexuell génant
Tub. D 30
Puls. D 4–30

Sexuell sehr vorsichtig
Puls. D 4–30

Abneigung
– gegen Männer
Puls. D 6–30, Am-c. D 6, Tub. D 30

– gegen Heirat
Puls. D 6–30, Lach. D 12–30

– gegen Zärtlichkeiten
Sep., Cina, Nit-ac.

Sexuelles Verlangen hat plötzlich aufgehört
Apis D 4–6, Con. D 6–30

Sexualtrieb vermehrt
s. auch „sexuell erregt" Verlangen nach Koitus
→ KENT 1910 / III 775, KLUNKER III/602
Orig. D 6–8   Erotomanie, erregt durch jede Berührung
Nux-v. D 6–12, Lil-t. D 3–6, Plat. D 6–30, Puls. D 4–30

Weitere Mittel
Fl-ac. D 12   bei Greisen und Kranken (Tuberkulose)

Nit-ac. D 6–12   heftiges Verlangen
Ambr. D 3, 4   sexuell übererregbar
Ant-c. D 4–6
Ars. D 6–12
Aster. D 12   mit nervöser Unruhe
Bufo D 6–12   verwahrloste Jugendliche, dumm und geil
Calc-c./Calc-p. D 6–12
Canth. D 6–12
Caust. D 6   bei Trunkenheit
Chin. D 4–12
Croc. D 6–12
Hyos. D 6–12   erregt
Kali-br. D 4–6
Lach. D 12–30
Med. D 30   Libido erhöht nach der Periode
Murx. D 3–6   jede Berührung erregt, bei Uterusblutung
Phos. D 6–12
Sabin. D 4–12   heftiges Verlangen
Sil. D 4–12   heftiges Verlangen
Stram. D 12   unanständig, schamlos, geil, < vor der Periode
Tarent. D 6–30   bis zur Nymphomanie
Zinc. D 12   heftiges Verlangen
(Calad., Esp-g., Gels., Op., Par., Raph., Sabal, Stront-c.)
Sal-n.   wollüstige Gedanken, Reizbarkeit des Genitales
Staph. D 4–30   heftiges Verlangen, den ganzen Tag mit sexuellen Gedanken beschäftigt
Xero. D 12–30   mit Ovar- und Uterusschmerz sowie Fluor

Sexualtrieb gesteigert

- bei Jungfrauen   Plat. D 6–30, Con. D 6
- bei kleinen Mädchen   Plat. D 6–30, Orig. D 8
- in der Gravidität   → KLUNKER III/606
                         Puls., Phos., Plat., Zinc.
- in der Menopause   Murx. D 6, Lach. D 12, Manc. D 12
- im Wochenbett   s. Kap. Geburt – Wochenbett 159

– im Klimakterium	Sul-ac. D 6–12
– nach Liebesent- täuschung	Verat. D 4–6
– mit Fluor	Orig. D 8, Ign. D 12–30, Puls. D 4–30
– mit Juckreiz	Calad., Canth., Hydr.
– treibt zur Masturbation	Orig., Zinc., Phos., Plat., Nux-v., Gels.
– bei Witwen	Apis D 4–6, Orig. D 6–8, Lyc. D 12, Con., Phos.
– bei alten Frauen	Mosch. D 3–6, Apis D 4–30
– bei Periode	Lyc. D 6–12 (Puls. D 4–12, Calad., Orig., Plat., Mosch., Verat., Canth., Hyos., Lach., Sal-n., Murx., Merl. bis zum Orgasmus)
– bei Kopfschmerzen	Sep. D 6–12
– mit unfreiwilligem Orgasmus	Plat. D 6–30 (Lil-t., Arg-n., Calc-c., Nux-v., Ars., Op., Merl.)
– unersättliches Verlangen	→ KLUNKER III/607 Plat., Lach., Calc-p., Sabin.
Sexuelle Erregung	s. auch „Sexualtrieb vermehrt" Coff. D 4–30, Aloe D 4–6 Staph. D 4–30 nachts ruhelos bei nicht befriedigtem Geschlechtstrieb Sal-n. ⌀ 20–30 Tropfen Sep. D 6–12, Coff. D 6–30 Tarent. D 12–30 hochgradig Stram. D 6–30 Geilheit, unanständig, schamlos, < vor der Periode (Dios. D 6, Ant-c., D 4–6, Gaul. D 2, Hydr. D 4, Mosch. D 3, Hyos. D 6–30, Med. D 30, Calc-p. D 6 < vor der Periode, Raph. D 6–30, Chin. D 6–30, Carb-s. D 6–12)
– beim Stillen	Calc-p. D 6–12 Sed-ac. sexuelle Reizbarkeit
– Fluor durch	Puls. D 4–12, Orig. D 6, Plat. D 6–30, Verat. D 4–6, Canth. D 4–6
– verschlimmert andere Beschwerden	Lil-t. D 6, 12, (Bufo D 6, 12)
– aber Abneigung gegen	Cann-s. D 6, Phos. D 6–12

Koitus
- im Halbschlaf Kali-br. D 6–12 sonst frigide
- durch Reiben der Lac-c. D 12–30
  Schenkel beim Gehen
- durch Koitus nicht Aster. D 12
  beseitigt
- durch jede Stry. D 6–12
  Körperbewegung
- durch jede Berührung Orig., Murx., Phos., Lac-c., Stry., Zinc.
- durch Alkohol Canth. D 6, Caust. D 4–6, Chin. D 4–12
- bei fließendem Wasser Lyss. D 12–30
- bei glänzendem Licht Lyss. D 12–30
- mit Krämpfen Bufo D 12
- mit wollüstigen Sal-n. D 6
  Träumen
- mit schamlosen Reden, Stram. D 12–30 Exhibitionismus
  Umarmungen
- mit Kitzeln in der Mosch. D 3–12
  Genitalgegend
- mit Uterusspasmen Xero. D 6, Cann-i. D 6–12
- mit Zittern Graph. D 6–12
- bei Pruritus vulvae Kreos. D 4–6 vermehrt nach Urinieren
  et vaginae
- < durch Koitus Tarent. D 6
- durch Kratzen des Stann. D 3–6
  Armes

Nymphomanie Murx. D 3–6, Plat. D 6–30
(Calc-p., Canth., Hyos., Stram., Lach.,
Tarent. D 12–30, Fl-ac.,
Grat. D 4–6 melancholisch, verstopft,
Rob. D 6, Sal-n. ⌀, Orig. D 8, Bar-m. D 6–12,
Raph. D 6–30)

Sexuelle Zwangsideen Lil-t. D 6–12

Sexual-Neurosen Ars. Q XII, D 30

Sexuelle Neurasthenie Onos. D 30

Krämpfe durch sexuelle Plat. D 6–30

Überreizung	
Akne durch sexuelle Exzesse	Calc-c., Acon. Phos., Kali-br., Thuj., Aur., Sep., Rhus-t.
Sexueller Abusus, Folgen von	Fl-ac. D 12
Libido, unterdrückte, Folgen von	Con. D 6–30
Libido wechselnd, gesteigert – vermindert	Esp-g. D 3–4
Schamlos	Hyos. D 6–30, Phos. D 6–30, Bell. D 6–30, Bufo D 6–12
Masturbation, Neigung zur	Orig. D 8, Calad., Seguinum D 3–6, Plat. D 6–30 (Gels., Lach., Grat., Tub., Phos., Nux-v., Ambr., Lil-t., Zinc., Raph., Ust.)
Hang zur Onanie, mehr als zum Koitus	Staph. D 6–30
Onanie	
– bei jungen Mädchen	Orig. D 8 (jeden 2. Tag 5 Tropfen) (Murx., Calad., Bufo, Staph., Hyos.)
– bei Kindern	Orig. D 8 (jeden 2. Tag 5 Tropfen) Phos. D 6–12
– Folgen von O.	Bell-p. D 3–6 (Beckenorgane) Bufo D 6 Plat. D 30 Konvulsionen
– Erotomanie nach O.	Sal-n. D 6
– Konvulsionen	Plat.
Lesbische Frauen	Plat. D 6–30, Calc-c. D 6–30
gern ganz entblößt	Stram. D 6–30
gern teilweise entblößt	Hyos. D 6–12
unfähig, enthaltsam zu leben	Caust. D 6 (Junge Mädchen werden von dem Verlangen zur Ehe verzehrt. [→ GALLAVARDIN])
Pervers	Agn. D 2–4, Plat. D 6–200, Nux-v. D 12–200 (Kali-n., Hura, Indg.)

Sexualität

Satyriasis	Lyss. D 20, Bar-m. D 6–12, Cann-i. D 6
Bestialität, Amoralität	Bufo D 6–12

Orgasmus
- nachts — Arg-n. D 6
- bei Periode — Merl. D 6
- leicht — Stann. D 4–12
- verzögert — Berb. D 4–6   (Brom. D 6)
- häufig — Lach. D 12, Stann. D 6, Ambr. D 3–4
- fehlt — Brom. D 6
  (Calad., Kali-br. D 6–12, Ferr., Nat-m., Lyc., Phos., Caust., Med., Sulf.)
- fehlt, Libido fehlt — Sep. D 6–12, Graph. D 10–12
- Befriedigung fehlt — Sep. D 6–12, Nat-m. D 6–12, Graph. D 10–12
  (Phos., Caust., Berb., Ferr.)
- Ausbleiben führt zu Depression — Berb. D 4–12
- ohne Lustgefühl — → KLUNKER III/461
  Graph., Sep., Nat-m., Ferr.
  (Caust., Lyc., Phos., Med., Brom., Berb., Sulf.)
- schmerzhaft — → KLUNKER III/462
  Nat-m., Sep., Ferr., Sabin., Plat., Staph., Arg-n., Lyss.
- Störungen — Sep., Nat-m., Ferr., Brom., Berb., Graph., Med., Onos.

Sexuelle Enthaltsamkeit
führt zu Beschwerden — → KENT 522/I522
Plat. D 6–200, Lil-t D 6–12, Berb. D 4,
Puls. D 4–200,
Apis D 4, Calc-c. D 6–200
Onos. D 30   unterdrücktes Sexualleben

Dyspareunie
Staph. D 30   spastisch
Sep. D 12–30   nach unten ziehend
Nat-m. D 30
Berb. D 12   brennend, stechend
Arg-n. D 12–30   splitterartig

Koitus

→ KENT 1909, 495 / III 775, I 495, KLUNKER III 460

Erstickungsgefühl bei Erregung zum Koitus	Mosch. D 3
Angst	
– beim Gedanken an Koitus	Kreos. D 6
– durch lange Enthaltsamkeit	Con. D 6–30
Drang zum Koitus durch Reizung in der Urethra	Anag. D 2–6
Abneigung gegen Koitus	→ KENT 1909 / III 775, KLUNKER III 460
	Nat-m. D 6–30 Trockenheit, Schmerzen
	Sep. D 6–30 Trockenheit, Schmerzen
	Graph. D 10–12

Weitere Mittel
Agn. D 2–6–30   Abscheu (Sterilität)
Am-c. D 6   frostige, fette, indolente Frauen mit scharfem Fluor
Caust. D 4–6, Clem. D 3–4, Lach. D 12–30, Kali-br. D 4–6
Phos. D 6–30, Rhod. D 3, Med. D 15–30, Psor. D 15–30
Bar-c. D 6–12

– nach den Menses	s. dort
– durch Menses	Sep. D 6–12
– in der Menopause	Con. D 6–30
– seit der letzten Geburt	Lyss. D 20
– bei Anämischen	Nat-m. D 6–12
– durch moralische (religiöse) Hemmungen	Puls. D 6–30
– obwohl sexuell erregt	Cann-s. D 6, Phos. D 6–12
Vor Koitus Ovarialgie	Plat. D 6–30 und nach Koitus
Bei Koitus	
– Afterkrampf	Caust.
– Asthma	Ambr. D 4, Aeth. D 3

– Schmerzen in der Vagina	→ KENT 1927 / III 793 Berb. D 4–6, Sep. D 6–12, Plat. D 6–12, Nat-m. D 6–12, Staph. D 4–30 (Thuj. D 4–12, Lyc. D 6–12, Apis D 4–6, Lyss. D 20 Arg-n. D 6, Bell. D 4–12, Ferr. D 4–12, Sabin. D 4–12, Kreos. D 4–6)
– schneidender Schmerz	Berb. D 4–6, Plat. D 6–12 Lyss. D 30 trockene Vagina
– Schmerzen in der Vagina wegen Trockenheit	Sep., Nat-m., Ferr.
– Uterus-Schmerz	Ferr-p. D 6, Hep. D 6, Merc-c. D 6
– Schweiß	Ambr. D 3, 4
– Uterus empfindlich	Puls. D 4–12, Sep. D 6–12
– Ohnmacht	Plat. D 6–30, Murx. D 3–6, Orig. D 8
– Beklemmung	Staph. D 4–12 und nach Koitus
– Herzklopfen	→ KENT 629 / II 223 Phos. D 6–12, Visc. D 4–12
– Hysterische Anfälle	Puls. D 4–30
– Fehlender Genuss	Anac. D 4–30
– Konvulsionen	Bufo D 6
– Perversität, Anomalität	Bufo D 6

Nach Koitus

– Asthma	Asaf. D 4, Cedr., Kali-bi.
– Angst	Sep. D 6–12
– Beklemmung	Staph. D 4–30 und bei Koitus
– Bewusstlosigkeit	Dig.
– Blasenbeschwerden	Staph. D 4–30 All-c. D 4–6 Schmerzen
– erschöpft, zerschlagen	Sil. D 6–12
– Schweiß	Sep. D 6–12, Graph. D 10–12 (Calc-c., Agar., Chin., Nat-c., Sel., Eug.)
– Erbrechen	Mosch. D 3–6
– Fieber	Graph. D 6–12, Nux-v. D 6–12
– Fluor	Sep. D 6–12, Nat-c. D 6–12
– Frösteln	Nat-m. D 6–12
– Depression	Kali-br. D 6

– Gliederschmerzen	Sil. D 6–12, Tub. D 30
– Harndrang	Nat-p.
– Herzklopfen	Sep. D 6, Am-c. D 6, Dig. D 6
– Herzschmerzen	Dig. D 2–4
– Kitzelreiz in der Vagina	Plat. D 6–30
– Konvulsionen	Agar.
– Uterus schmerzhaft	Plat. D 6–30 (Apis, Staph.)
– Blutung	(Kontaktblutung, lokale Ursache?) Arg-n. D 6, Nit-ac. D 6, Sep. D 6, Kreos. D4–6
– Lumborenale Schmerzen	Cann-i. D 4–12
– Ohnmacht	→ KENT 429 / I 429 Agar. D 6, Sep. D 12
– Ovarialgie	→ KENT 1924 / III 790 Plat. D 6–30 und vor Koitus
– Poriomanie	Bufo D 6
– Pruritus cutaneus	Agar. D 6
– Pruritus vaginae	Agar. D 6, Nit-ac. D 6
– Ruhelosigkeit	Calc-c., Sep., Staph., Petr., Mez.
– Kopfschmerzen dumpfe	Ph-ac. D 6
– Sexuelles Verlangen gesteigert	Tarent. D 6
– Schwäche	→ KENT 442 / I 442 Sel., Calc., Con., Kali-c., Kali-p.
– Unbefriedigt	→ KENT 1909 / III 775
– Zittern der Beine	Calc-c. D 6–12
– Schwindel	Sep., Phos-ac.
Beschwerden > durch Koitus	Con. D 6–30, Merc. D 6–12
– < durch Koitus	→ KENT 495 / I 495 Kali-c. D 4–30 Agar. D 6 zunehmende Schwäche → KENT 422 / I 422
Coitus interruptus, Folgen von	Bell-p. D 4

Koitus 123

Träume
- erotische → KENT 392 / I 392, KLUNKER III 244
 (100 Mittel)
 Hura D 4–12
 Cob-n. D 6–12 lüstern
 Cann-i. D 6–12, Nux-v. D 6–30, Phos. D 6–12
 (Ph-ac.)
 Dios. D 6, Staph. D 4–30
 Sal-n. D 6 geile, wollüstige
 Sep. D 6–12 wollüstige, von Vergewaltigung
 (Canth., Form., Viol-t., Nat-c.,
 Arg-n. von sexueller Befriedigung
 Zinc-pic., Ign., Puls., Kali-c., Orig., Lach., Nat-m.,
 Op., Lact.)
- von Männern Puls. D 4–12
- von nackten Männern Puls. D 4–12
- von Nacktheit Sep., Kali-p., Rumx.
- dass sie schwanger sei Pic-ac. D 6

Sterilität

→ KENT 1909 / III 775, VOISIN 609, KLUNKER III 610

Die homöopathische Behandlung der Sterilität ist sehr dankbar. Wie immer muss durch die übliche Diagnostik versucht werden, von *der Ursache her zu* handeln. Ist eine Ursache nicht zu finden (auch beim Partner nicht!) oder liegt die Ursache in einer hormonellen Unterfunktion (unregelmäßige Periode, anovulatorische Zyklen, verspäteter Eisprung), so kommen die folgenden Mittel *nach ihrer Ähnlichkeit* in Frage. Die Wirkung des Mittels kann man durch Messen der Basaltemperatur feststellen. Wirkt das Mittel, so normalisiert sich die Temperaturkurve. Auffallend ist, dass viele der nachfolgend aufgeführten Mittel *Schweregefühl im Unterbauch* hervorrufen, oft kombiniert mit Störungen der Leber- und Venenfunktion (CAULIER). Obstipation beseitigen!
Bei Kaffeetrinkerin Kaffee verbieten, bei Raucherin Nikotin verbieten!
Eventuelle Amalgam-Nebenwirkungen in Betracht ziehen!

Verabreichung von Vitamin-C 2 x 500 mg!

Hauptmittel	**Aur.** D 12 „Mannweiber", depressiv
	Arist-cl. D 12 evtl. auf die Diagnose hin (evtl. + Borax D 3 vor Koitus)
	Puls. D 4–30
	Cimic. D 4–12 intersexuelle Typen, aber auch hypophysär magere und fette, Tubenspasmen
	Sep. D 6–30 Abneigung gegen Koitus, Senkungsgefühl, Kreuzschmerzen, Fluor vor der Periode
	Nat-m. D 6–30 Abneigung gegen Koitus
	Graph. D 6–30 hypothyreotisch, adipös, frostig, phlegmatisch, frigide, „alles kommt zu spät"
	Bor. D 3 keine Libido, bewirkt leichtere Konzeption, Sterilität durch chronische Leukorrhoe < vor der Periode (Periode verfrüht, sehr schmerzhaft), abends vor Koitus nehmen
Weitere Mittel	**Agn.** D 2–12 Abneigung gegen Koitus, Fluor albus, Periode schwach
	Aur-m-n. D 4

Calc-c. D 6–12   auch leichte Empfängnis
Caust. D 6–12
Con. D 6–30   mangelnde Konzeptionsfähigkeit
Ferr. D 6–12   Orgasmus fehlt
Ferr-p.
Gels. D 4–12
Goss. D 1–6
Hed. D 6
Helon. D 2–12
Hydr. D 3–30
Hyos. D 6–12
Ign. D 6–30   nach Enttäuschung beim 1. Koitus
Iod. D 6–12
Kali-c., Kali-br. D 4–12
Lil-t. D 6–12   Sexualtrieb gesteigert, allgemeine und lokale Reizbarkeit, Migräne, allgemeine Schwäche
Luesinum D 30
Lyc. D 6–30   Schmerzen
Med. D 30   sykotische Konstitution, nach Gonorrhoe, starke Periode
Mill. D 4   Sterilität bei starken Menses (Calc-c., Nat-m., Sulf.)
Nat-c. D 6–12   Periode verspätet, schwach, Fluor < nach Koitus
Nat-p. D 6–12   mit saurem Sekret aus der Vagina
Phos. D 6–12
Plat. D 6–30   mit Ovarialschmerzen
Sil. D 6–12   durch Schwäche (Alet.)
Sul-i. D 6   Resorptionsmittel nach Adnexitiden
Thuj. D 4–12   sykotische Konstitution, nach Gonorrhoe
Tub. D 30, Tub-Rest D 30
Vib. D 1–30   „Funktionsschwäche der Fortpflanzungsorgane steriler Frauen" (HAEHL)
Zinc. D 6–30
(Bar-m., Cann-i., Dam., Goss., Nep.,
Onos. D 6–12, Morphin D 12–30   anovulatorische Zyklen und unregelmäßige Periode
Sabal Ø-D 4)

Sterilität
- durch zu starke Periode Calc-c., Nat-m., Phos., Mill., Sulf.
- mit extremem Plat. D 12, Phos. D 12, Kali-br. D 6
  sexuellem Verlangen

Es können auch 2 Mittel Arist-cl. D 12   3 x tgl. 7 Tropfen und
gegeben werden, z. B.: Bor. D 3   abends vor Koitus 10 Tropfen

Evtl. muss eine Zervizitis behandelt werden mit Hydr. u. a., s. S. 209
Sterilität durch Hyperazidität des Vaginalsekretes behandelt man durch Spülungen mit Natriumbicarbonat (siehe Nat-p.).
Sterilität durch Uterus-Hypoplasie (selten), s. S. 209
Bei chronischer Adnexitis haben sich Thuj. und als gelegentliche Zwischengabe Med. sehr bewährt (s. Kap. Adnexitis, S. 215).
Nach Adnexitis auch mit Tubenverschluss versuche man eine Resorptivbehandlung mit Sul-i. D 6.

Schwangerschaft

Fast alle Erkrankungen, die schwangerschaftsbedingt sind, und die meisten Erkrankungen anderer Art in der Schwangerschaft, lassen sich gut (oft besser als mit allopathischen Mitteln) homöopathisch behandeln. Man sollte im Interesse des werdenden Kindes die schädlichen allopathischen Mittel möglichst vermeiden. Schwangerschaft aktiviert die Psora.
 Vorsicht in der Schwangerschaft mit Apis und Mag-p., mit denen man bei empfindlichen Frauen eine Frühgeburt auslösen kann!

Beschwerden	< in Schwangerschaft Puls.
Vorbeugende Maßnahmen in der Schwangerschaft	Man kann bei allen Frauen eine *Eugenische Kur* durchführen, die sich auf die Konstitution des Kindes günstig auswirkt. Dies ist besonders indiziert bei konstitutioneller Erkrankung früherer Kinder.
Eugenische Kur	nach VANNIER Sulf. D 200 Luesinum D 200 Tub. D 200 Med. D 200 Calc. D 200 (oder Calc-p. bzw. Calc-f., je nach Konstitution der Mutter) Mittelfolge in 4wöchigem Abstand Man kann die Mittel – evtl. auch andere Mittel – nach der Symptomatologie der Mutter (KÜNZLI) geben oder bei Defektkrankheiten in der Anamnese → DORCSI, bei psorischen Erkrankungen neben Sulf. *Psor.* bei sykotischen Erkrankungen Thuj. und *Med.* bei Hautanamnese Nat-m.
Vorbereitung zur Geburt	Man kann am Ende der Schwangerschaft homöopathische Mittel geben, die die Geburt erleichtern und eine Übertragung in der Regel verhindern. Puls. D 4 + Caul. D 3, 4 je 2 x tgl. im Wechsel zu geben, 6 Wochen vor der Geburt, mit Einschaltung von arzneifreien Tagen.

Weitere Möglichkeiten	Cimic. D 3 + Arn. D 3, 2 x tgl. im Wechsel, 3–4 Wochen ante partum Caul. D 3 14 Tage ante partum 3 x 1 Tbl. Mit. D 3–6 14 Tage ante partum Vib. D 4 nach erschwerten Geburten durch Zervixspasmus
Symptome	
– glaubt schwanger zu sein	Thuj. D 30, Croc. D 30 (Sabin., Puls., Ign., Sabad., Verat.)
– träumt schwanger zu sein	Pic-ac. D 12–30

Abortus imminens und drohende Frühgeburt

→ KENT 1907 / III 773, KLUNKER III 449

Die homöopathische Behandlung ist der schulmedizinischen nicht nur gleichwertig, sondern überlegen, weil es sich um eine echte, kausale oder konstitutionelle Therapie handelt, besonders beim habituellen Abort.
Schädliche Nebenwirkungen auf Mutter und Kind sind nicht zu befürchten. Bettruhe, Vermeidung von Anstrengungen und längeren Autofahrten, Nikotinverbot, Kohabitationsverbot, Aufrichtung einer Retroflexio, evtl. Cerclage müssen natürlich auch hier beachtet werden. Hormontherapie wird inzwischen auch von der Schulmedizin abgelehnt, auf Tokolytika bei drohender Frühgeburt kann nicht immer verzichtet werden. Man kann aber auch hier durch Gabe homöopathischer Mittel starke Dosen reduzieren und sich schneller wieder „ausschleichen".

Sabin. D 4–8	besonders bei hellroter Blutung Mens II-III, Blutklumpen, prophylaktisch D 6 täglich 10 Tropfen, evtl. i.v.-Injektion
Croc. D 3–6	dunkle, fädige Blutung, dicke Klumpen
Kali-c. D 4–12	habituelle Aborte, stechende Schmerzen, Kreuzschmerzen (Ödem oberes Augenlid)
Mill. D 3–4	hellrote Blutung, schmerzlos (i. v.-Injektion)
Vib-p. D 2	besonders in höheren Monaten. Ausstrahlende Schmerzen in die Schenkel. Lange geben!
Arn. D 3–6	Folgen von Verletzung, Fall, Überanstrengung (Rhus-t.), Zerschlagenheitsgefühl

Weitere Mittel

Acon. D 6	Folgen von Fieber, Schreck (Op., Gels.), Kälte, Angst; häufige Gaben über kurze Zeit
Alet. D 1–3	Schwäche, Senkung (Sep.)
Apis D 6–12	Mens III
Asar. D 4–12	
Bapt. D 2–20	
Bell. D 4–6	Schmerzen, dabei nach hinten krümmen
Calc-c. D 6–12	
Canth. D 6	
Caul. D 3–6	intermittierende Schmerzen, inneres Zittern bei Blutung, Schwäche

Cham. D 4–200	sehr schmerzempfindlich, Ärgerfolgen
Chin. D 4–12	
Cimic. D 4	
Cupr-ar. D 6–12	krampfartige Uterus-Schmerzen
Dulc. D 4–6	Folgen von feuchter Kälte
Erig. D 4	helle Blutung durch Anstrengung (Rhus-t.) < durch Bewegung (ähnlich Tril.)
Gels. D 4	Erregung
Ham. D 2	dunkle Blutung
Helon. D 2	Schwäche, Kreuzschmerzen, fühlt ihren Uterus
Ip. D 4	Blutung, Übelkeit
Nux-m. D 4–6	Abortneigung
Op. D 6–30	Schreckfolgen (Acon., Gels., Ign.)
Plb. D 6–8	Abortneigung
Puls. D 4–12	
Sep. D 6–12	
Tab. D 6	sterbenselend, Übelkeit
Thuj. D 4–6	ähnlich Sabina
Tril. D 2–4	mit Blutungen einsetzend, Lenden-Rücken-Schmerz

Ust. D 4 (Sec. D 4–6)
(Merc., Hyos., Stram., Spong., Eup-pur., Goss., Ruta, Uzara ∅)

Indikation nach der Zeit

Im 2. Monat	Sabin., Apis, Kali-c., Vib., Cimic.
Im 3. Monat	Sabin., Croc., Kali-c., Cimic., Ust., Thuj., Eup-pur., Sec., Vib., Merc.
Im 5.–7. Monat	Vib., Sep., Sec. (dunkle Sickerblutung), Ust. (ähnlich Secale), Plb.
Im 8. Monat	Puls. D 4–6
Letzter Monat	Op., Vib., Ust., Sec.

Indikation nach den Ursachen

– durch Angst, Furcht	Acon. D 4–6
– Anstrengung	Arn., Erig., Rhus-t., Helon., Bry., Mill., Nit-ac.
– durch Ärger	Cham. D 6–200
– Erregung	Gels. D 4
– Fall, Unfall, Verletzungen	Arn. D 6–30, Rhus-t. D 6–12, Ruta D 4

– Fieber, Kälte	Acon. D 4–6
– Gewitter	Nat-c., D 6, Rhod. D 3
– durch Grippe	Gels. D 4
– feuchte Kälte	Dulc. D 4–6
– durch zu häufigen Koitus	Cann-s. D 12
– durch unterdrückten Kummer	Ign. D 6–30, Nat-m. D 6–30
– Retroflexio	Vib. D 4–6 und Aufrichtung!
– Schreck, Schock	Acon., Op., Gels., Ign., Bapt.
– Schwäche	Caul. D 4 (Alet., Helon., Sep., Chin., Sil.)
– seelische Depression	Bapt. D 4–6
– Überhitzung	Bry. D 4
– durch Überstrecken	Aur. D 6–12
– durch Zorn	Cham. D 30–200

Neigung zu Aborten

(habituelle Aborte) → KENT 1908 / III 774, KLUNKER III 454
Caul. D 6   Schwäche, intermittierende Schmerzen
Kali-c. D 4–6   stechende Schmerzen, Kreuzschmerzen „Was Phos. den Nerven, Kalk den Knochen, das ist Kali dem Uterus." (HAEHL)
Plb. D 6–12 (Plb-ars.)   bei anämischen, schwachen, mageren Frauen
Sabin. D 4–8, Vib. D 2, Helon. D 2, Nit-ac. D 6–12

Weitere Mittel

Arg-n. D 6–12, Arist-cl. D 12, Aur-m. D 6–12,
Calc-c. D 6–12, Cimic. D 4, Ferr. D 6–12, Goss. D 4,
Kali-p. D 6, Kali-chl., Kali-n., Lyc. D 6–12,
Merc. D 6–12, Nux-m. D 6, Plat. D 6–12,
Puls. D 4–6
Sep. D 6–12   nach unten Drängen
Sil. D 6–12
Alet. D 3   Schwäche
Sulf. D 6–12, Thuj. D 4–12, Luesinum D 30, Med. D 30
In erster Linie sollte man das passende Konstitutionsmittel geben. Sehr gute Erfolge sah ich

auch bei der Anwendung der Nosode *Bang* D 15–30, alle 3–4 Wochen eine Injektion s. c., auch zusätzlich zu den obigen Mitteln.

Bei Abort	Canth. D 6, Sabin. D 4, Sep. D 6, Croc. D 4, Asar. D 4, Helon. D 2–4, Uzara ∅, Thuj. D 6
Nach Abort	Arn. D 3 prophylaktisch nach Kürettage
– lange, hellrote Blutung	Psor. D 15–30, Sulf. D 12
– starke Uterusschmerzen	Sec. D 6–12
– mangelhafte Rückbildung	Psor. D 15–30
– Periodenblutungen stark, hell	Ust. D 3–6
– Knoten i. d. Brüsten	Lac-c. D 12, 15
Infizierter, fieberhafter Abort (sofern nicht schulmedizinische Intensiv-Therapie mit Antibiotika usw. erforderlich)	*Lach.* D 12–15 *Pyrogenium* D 15–30 nur 1 Gabe! *Echi.* D 4 Am besten, man gibt alle drei Mittel zusammen in die Mischspritze. Bei Sepsis, wenn Antibiotika versagen.
Abgestorbene Gravidität	Canth. D 6 treibt oft die tote Frucht aus, ähnlich Sabin.
Blasenmole zum Ausheilen	Nat-c. D 6

Emesis und Hyperemesis

→ KENT 1588, 1592, 1606, 1614 / III 454, 458, 472, 480, 653

Bei genauer Anamnese und Differenzierung der Beschwerden gelingt es fast immer, das passende Mittel zu finden. Anfangs wird man evtl. häufiger kleine Mahlzeiten geben. In besonders hartnäckigen Fällen sollte ein Milieuwechsel erwogen werden.

Geruchsüberempfindlichkeit	Cocc. D 4 schon beim Gedanken an Speisen Schwindel, Kopfschmerzen, ängstlich, depressiv, regt sich über jede Kleinigkeit auf; häufig hellhaarige Frauen
	Colch. D 4 besonders bei Fischgeruch Salivation, > Wärme und Ruhe, Frösteln, Blutungen, Magenschmerzen, Diarrhoe, Unverträglichkeit von Benzingeruch (Sym-r.)
	Sep. D 6–30 < durch Küchengerüche Ekel, deprimiert, < Sehen und Riechen von Speisen, > Liegen rechts, Leeregefühl im Magen, Abneigung gegen Fleisch und Milch, > Essen
	Dios. D 6 Sehen und Riechen von Speisen (Vagusmittel)
	Petr. D 8 > durch Essen (Ign.) beständige Übelkeit bei erhaltenem Appetit, < Bewegung
	Nux-m. D 6 bei und nach dem Essen, Denken an Speisen, Leeregefühl im Magen, Blähungskoliken
	Stann. D 6–30 < Denken an Speisen, Leeregefühl im Magen, Ekel bei Speisegeruch, besonders morgens; großes Leeregefühl im Magen durch Essen nicht gebessert
	Tub-Koch D 30 < Speisen- und Küchengerüche
	Ars. D 6–12 appetitlos, Ekel vor Speisen, Empfindlichkeit gegen Speisen- und Küchengerüche, Übelkeit beim Sehen von Speisen, Erbrechen schleimig, gallig, bessert nicht, < Bewegung
	Sym-r., s. S. 135

Unstillbares Erbrechen   Ip. D 3–6   beständige Übelkeit bei *reiner Zunge;* Erbrechen bessert nicht, bei leerem Magen Würgen, Schleimerbrechen, Speichelfluss (Diarrhoe), evtl. im Wechsel mit Nux-v. D 4–6 (Ip. vor dem Essen, Nux-v. nach dem Essen), < abends, nachts – erschöpft, reizbar
Ambr. D 4   Kälte im Bauch
Lob. D 4   > durch Essen, Speichelfluss, Blähbauch
Caps., Lyc., Nux-m., Mand.

Weitere Emesis-Mittel   Ant-t. D 6 Tbl.   Erbrechen (in jeder Lage außer rechts) bessert, (Tab.), Nausea, Zunge weiß, Verlangen nach Saurem und Unverträglichkeit von Saurem (Salivation)
Tab. D 6–30   sterbenselend > Erbrechen, Bedürfnis wieder zu essen (Mand., Petr.), Übelkeit mit kaltem Schweiß
Mand. D 4, 6   Bedürfnis wieder zu essen (Tab., Petr.), weiße Zunge, Nüchternschmerz, verträgt keine Genussmittel, apathisch-depressiv, unruhiger Schlaf
Asar. D 30   < nach jedem Erbrechen, Übelkeit
Nux-v. D 4,6   Widerwille gegen Speisen, übler Mundgeschmack < morgens
Ign. D 6–30   bei überempfindlichen Frauen (auch als Zwischengabe oft nützlich), überempfindlich gegen Zigarettenrauch, wechselnde Toleranz gegen dasselbe Nahrungsmittel < bei leerem Magen
Kreos. D 4   mit Speichelfluss (evtl. + Phos. D 12), scharfer Fluor, Schwäche
Nat-bi. D 6–12   mit Azetonämie
Nat-m. D 6–12   Übelkeit mit Pulsationen; Abneigung gegen Schwarzbrot, Verlangen nach Salz
Anac. D 4, 6   Magendruck > Essen, Sodbrennen < nüchtern
Lac-ac. D 4, 6   Übelkeit, Vomitus matutinus
Cimic. D 3–6   Vomitus matutinus
Sul-ac. D 6–12   saures Erbrechen, Milchunverträglichkeit, Unverträglichkeit von Kaffeegeruch

Apomorphin D 2–12 Tbl. Erbrechen plötzlich nach Essen, ohne Übelkeit, bei geringster Nahrungsaufnahme, < Essen, Salivation, Schweißausbruch, Unruhe, beschleunigte Atmung; zentral wirkend auf den Parasympathikus (schwere Fälle)

Puls. D 4, 6   Abneigung gegen Fleisch, Fett; Verlangen nach Süßem, verträgt es aber nicht (Lyc., Sulf, Arg-n.); Übelkeit, Erbrechen Tag und Nacht

Sulf. D 6   Vomitus matutinus; Verlangen nach Süßem, verträgt es aber nicht (s.o.)

Sym-r. D 4–12   Obstipation, Nausea < jede Bewegung; < Riechen, Sehen, Denken an Speisen.; Abneigung gegen Essen, > *Liegen auf dem Rücken* (Leitsymptom!); Unverträglichkeit von Benzingeruch (Colch.)

Iris D 3–6   Salivation, Migräne, Brennen

Phos. D 6   Brennen im Magen, Wundheitsgefühl; Verlangen nach kalten Getränken, die aber bald wieder erbrochen werden

Jab. D 4–6   mit Speichelfluss

Kali-bi. D 6–12   Erbrechen sofort nach dem Essen, Verlangen nach Saurem, < durch Bewegung

Hydr. D 3, 4   saures Aufstoßen, Schwächegefühl im Magen, aber nicht > durch Essen

Acet-ac. D 6   große Schwäche (Oxal-ac., Phos-ac.)

Cer-ox. D 2,3   spastisches Erbrechen von Halbverdautem (evtl. in Wechsel mit Pilocarpin D 10)

Carb-an. D 6   Übelkeit < nachts, saurer Speichel, Sodbrennen

Goss. D 6   < morgens beim Aufstehen, < bei Bewegung, folgende Schwäche, Epigastrium sehr empfindlich, schwach, nervös

Psor. D 30   muss essen in der Nacht – wenn alle Mittel versagen!

Alet. D 1–3   Ekel, Vomitus, Schwindel, Schwäche > Essen

Kali-c.   gallertig, morgens nach dem Aufstehen

Ferr.   Abneigung gegen Fleisch (Sodbrennen)

Pers. Morgenübelkeit
Chei. Folgen von Durchbruch der Weisheitszähne
Thyr. D 6–30   vor dem Aufstehen nehmen
Cycl. D 4–12   Salivation, furchige Zunge, alles schmeckt salzig
Med. D 200   Vomitus matutinus, Hyperemesis bösartig, Erbrechen ohne Übelkeit
Merc. D 12   < morgens, mit Salivation
Stry. D 4–6   Übelkeit, Würgen
Ther. D 12   Erbrechen, Übelkeit, Schwindel
   < Augenschließen, < warm Trinken
Verat. D 4   beständige Übelkeit (Herzklopfen)
   < Bewegung
Vib. D 1–3   < morgens mit allgemeiner Nervosität
Ant-c. D 4   Ekel, Gefühl des Überessens, milchweiße Zunge, Diarrhoen, empfindlich gegen Saures
Stront-br. D 6–12
Okou.

Wiederholung der Mittel bei Morgenübelkeit   Cocc., Ign., Petr., Puls., Sym-r.
Das morgendliche Erbrechen von Schleim (Patientin fühlt sich danach wohl) sollte man nicht behandeln.

Ekel vor Speisen   → KENT 1609 / III 475
Ars. D 6 s. S. 133
Sep., Alet., Laur.
Nux-m.   beim Denken an Speisen

Salivation   → KENT 1340 / III 206
s. S. 144
Gran. D 6, Kreos. D 6
Cycl. D 6   salziger Geschmack aller Speisen
Lob. D 4
(Lac-ac., Acet-ac., Apom., Coff., Helon., Ant-c., Kali-i., Ip., Iris, Colch., Jab., Merc., Luesinum nachts, Sep.)

Singultus   Cycl. D 6–12, Ign. D 6–30, Op., Tab.

Beschwerden in der Schwangerschaft

Es können hier verschiedene Krankheiten und Beschwerden auftreten, die nicht durch die Schwangerschaft als solche bedingt sind. Hier sollte es unser Bestreben sein, möglichst alles homöopathisch oder mit anderen biologischen, für Mutter und Kind unschädlichen Mitteln zu heilen.

Es treten aber auch Erkrankungen und Beschwerden auf, die durch die Schwangerschaft bedingt sind oder verstärkt werden. So kann man viele der u. a. Mittel auf die Diagnose hin im Sinne der „bewährten Indikation" (DORCSI) anwenden.

Beschwerden verschlimmern sich in der Gravidität	Asar. D 12, Puls.
Beschwerden bessern sich in der Gravidität	Cimic. D 4–6
Abgespanntheit, körperliche	Sep. D 6–12
Abort	s. S. 129
Absonderliche Gelüste	Sep. D 6–12, Calc. D 6–12 (Alum. D 6, Carb-v. D 6)
After – Schmerzen	Caps. D 6,
– heiß, wund, schmerzhaft	Zing. D 3–6
Agrypnie	s. Schlaflosigkeit, S. 144
Akne	Bell. D 4–6, Sep. D 12, Sabin. D 4, Sars. D 6
Albuminurie (Cave EPH-Gestose!)	→ KENT 1852/III 718 Chin. D 4–30, Helon. D 2–12 (Diabetes)
Alopezie	Lach. D 12–16
Alkoholismus	Nux-v. D 6
Angst	
– dass Schwangerschaft oder Geburt nicht gut geht	Verat. D 6
– während der Gravidität	Cimic. D 4–6, Lyss. D 30
Anurie und Dysurie	Equis. D 1–12, Pop. D 1

Aufgedunsenes Gesicht (Ödem)	Phos. D 6–12, Merc-c. D 6–12
Bauchdecken schmerzhaft (Bauchmuskelschmerz)	Bell-p. D 4
Bauch empfindlich	Sep. D 6–12, Nux-m. D 4–6
– Schmerzen	→ KENT 1681 / III 547 Nux-v. D 6–12
– Bauchsymptome treten während der Schwangerschaft auf	Am-m. D 6–12
Becken-Endlage	s. Steißlage, S. 145
Bewusstlosigkeit	Nux-m. D 4, Nux-v. D 6 (Sec. D 6)
Blasenbeschwerden	Equis. D 1–12
Blutandrang zum Kopf	Glon. D 6
Brennen am After	Caps. D 6
Brustnarben wie entzündet	Phyt. D 4–12, Graph. D 10–12, Carb-an. D 6
Brüste schmerzhaft	Calc-p. D 6, Crot-t. D 6, Cast-eq. D 3–6
– Schmerzen	Sep. D 6–12, Puls. D 4, Con. D 6
– Schwere in den Brüsten	Nux-m. D 4–6 (Asthma)
– Knoten	Fl-ac. D 6–12
– Entzündungsneigung	Bell. D 4, Bry. D 3–4
Chloasma	Sep. D 12 (Follikulin D 30 1 x wöchentlich, Cadm., Nux-m., Caul., Tub., Lyc.)
Depression	Puls. D 6–30, Sep. D 12–30 gegen alles gleichgültig (s. Psychosen, S. 143)
Diarrhoe	→ KENT 1745 / III 611 Ant-c. D 4 abwechselnd mit Obstipation Verat. D 4 (Nux-v., Nux-m., Petr., Phos., Puls., Sep. Okou. D 3)
Diabetes	Okou. D 2–6 (zusätzlich)
Dyspnoe	Viol-o. D 3 (Puls.)
Ekel vor Speisen	Sep. D 6–12, Alet. D 3–4
Eklampsie	s. S. 151

Ekzemfrei in der Gravidität	Graph. D 10–12
Emesis	s. S. 133
Epilepsie	Oena. D 4–6
Epulis	Thuj. D 4
Erbrechen	s. S. 133
Erschöpfung, Schwäche, Melancholie	Chin. D 12–30
Fluor	→ KENT 1895, 1896 / III 763 Sep. D 6–12 scharf Kreos. D 4–6 übelriechend Puls. D 4–6 mild (Cocc., Murx., Lach.)
Frieren, Frost, Schauer	Puls. D 4–6
Furcht allgemein	→ KENT 46 / I 46 Cimic., Stann., Lyss.
– vor dem Tode	Acon. D 6
Gallebeschwerden	Chel. D 6 (das am meisten indizierte Mittel)
Gehen nicht möglich	Bell-p. D 4 Bauchmuskeln lahm, schmerzhaft
Gesicht aufgedunsen, Ödem	Phos. D 6–12, Merc-c. D 6–12
Gesichtsschmerz	Ign., Sep., Stram.
Gingivitis gravid.	Merc. D 12 Zahnfleisch geschwollen, blaugrau, blutend)
Gliedermüdigkeit	Bell-p. D 4
Grossesse nerveuse eingebildete Schwangerschaft (fühlt Lebendiges im Bauch)	Thuj. D 12–30, Croc. D 6–30 (Sabin., Puls., Ign., Sabad., Verat. D 6, Nux-m.)
Hämorrhoiden	→ KENT 1764 / III 630 Coll. D 3–6 (30) schmerzhaft, Obstipation, Blähungsneigung Podo. D 4 mit Obstipation Podo. D 12 mit Diarrhoe

	Mur-ac. D 6–12 bläulich, heiß mit heftigen Stichen
	Sulf. D 12
	Caps. Sodbrennen
Harndrang	Podo. D 3–6, **Puls.** D 4–6
	(Acon., Sulf., Eup.-pur. Staph.)
Harn-Inkontinenz	→ KENT 1810 / III 676
	Puls. D 4–6
	(Ars., Sep., Nat-m.)
Heimweh	Caps. D 6
	(Ign.)
Herpes simplex	Sep. D 12
Herzklopfen	→ KENT 632 / II 226
	Lil-t. D 6–12, Nat-m. D 6–12, Sep. D 6–12
Husten	→ KENT 1507 / III 373
	Con. D 6 besonders nachts
	Lach. D 30, Phos. D 6–12, Puls., Nux-m., Sep. D 6–12, Sabin. D 6
	Kali-br. D 6–12 Reflexhusten
Hyperemesis	s. S. 133
Hypotonie	Verat. D 4
Ischias	Form-ac. D 6 i. c.-Quaddeln lateral dem Iliosakralgelenk entsprechend dem Verlauf des Nerven bzw. den schmerzhaften Druckpunkten (hilft in 70–80% aller Fälle mit 1 oder 2 Quaddelungen)
	Acon. D 3 Folgen kalter Zugluft
	Rhus-t. D 4–12 > durch Bewegung
	Coloc. D 4
	Gnaph. D 2–3 Schmerzen wechseln mit Taubheitsgefühl, > Ruhe, Sitzen
	Puls. D 4 > Bewegung (venöse Stase)
	Sarcol-ac. D 6
	Gels. < Aufstehen im Bett
Kälte	Nux-m. D 6–30
Kindsbewegungen schmerzhaft	Arn. D 3, Sil. D 6 (Puls., Op.)
– stören den Schlaf	Con. D 6, Arn. D 3

– heftig	Lyc. D 6, Op. D 6, Sil. D 6, Psor. D 20–30
– führen zu Kollaps	Verat. D 4
Konvulsionen	→ KENT 422 / I 422 Lyss. D 20, Hyos., Cupr., Cham.
Kopfschmerzen	→ KENT 236 / I 236
Krampfartige Schmerzen in der Vorderseite der Oberschenkel	Vib. D 1–2
Krämpfe des Uterus, Kontraktionen	Vib. D 2, Caul. D 3, 4, 6
Krämpfe	s. Muskelkrämpfe
Leberflecken, Auftreten von	Sulf.
Lumbosakral-Schmerz	Aesc. D 3, Sep. D 6–12
Magen	
– Völle nach dem Essen	Nux-m. D 6–12
– Störungen	Canth. D 6
Malaria (zusätzlich)	Okou. D 2–6
Melancholie, religiöse, Seufzen	Verat. D 6
„Menstruation" in der Schwangerschaft	→ KENT 1901 / III 767 Nux-m. D 3
Müdigkeit (Hb?, RR?)	Sarcol-ac. D 6
Mund, Brennen	Caps. D 6–30
– wund	Hydr. D 2
Muskelkrämpfe (schmerzhaft)	Cupr. D 4, Verat. D 4 (Vib.)
– Hände und Füße	Vib. D 2
– Unterschenkel	Gels. D 4, Vib. D 2 (Ham.)
– Fußsohlen	Calc. D 6 (Zehen)
– Waden	s. Wadenkrämpfe
Muskelschmerzen	Alet. D 2–6, Sarcol-ac. D 6

Mutterbänderschmerz	Clem. D 3, (Alet. D 1–6, Mag-p. D 4)
Nephropathie	Apis D 4–6 Oligurie, Ödeme, Albuminurie, akut Ars. D 6–12 Cupr-ar. D 6–12 Helon. D 2 erschöpfte Frauen, Kreuzschmerzen, heller Urin (besonders nach der Geburt), *Sol-v.* ∅-D 2 Ödeme Phos. D 6–12 später und am Ende Merc-corr. D 12 i. d. Frühgravidität *Ser-ang.* D 4–6, Form. D 8–10, Irid. D 12
– chronische	Berb. D 8–10 Kali-chl. D 4–12 Oligurie, Leberverstimmung
Nervosität	Asar. D 6
Neuritis	Acon. D 3–6 (besonders bewährt)
Nymphomanie	Plat. D 6–200, Zinc. D 30
Obstipation	→ KENT 1751 / III 617 *Coll.* D 3, 30, Sep. D 6, Puls. D 4, Hydr. D 4, Nux-v. D 6, Plat. D 6 Man hat damit nicht immer Erfolge und braucht zusätzliche Mittel wie Eugalan forte, Leinsamen, Passage-Salz, Eugalein usw. Notfalls Agiolax, Laxiplant
Ohnmacht	→ KENT 431 / I 431 Puls., Sep., Nux-v.
Ödeme	Sol-v. ∅-D 2 hilft meist (+ Diät!) Apis D 4 in ca. 50% der Fälle wirksam
Parästhesien	Aesc. D 3 schmerzhaft, besonders nachts, hilft auch, wenn Rosskastanienextrakte wie Venostasin u. a. versagt haben! Sec. D 3–4 Flor-p. D 4, 6 Brachialgia paraest. nocturna
Paroxysmale Tachykardie	Verat. D 2 (Nat-m.)
Phlebitis	Bell. D 4 + Echi. D 4 (Injektionen) (peroral Echi. auch bis ∅) Lach. D 12, 15 am besten Injektionen 1 × täglich Puls. D 4, Ham. ∅-D 2 Card-m. ∅-D 2 als zusätzliches Mittel Apis D 4, 6 mit Ödem

Rezidivierende Phlebitis	Vip. D 12 am besten Injektionen
Präeklampsie (Krankenhaus-Einweisung!)	Verat-v. D 4 hochakut Hell. D 6
Pruritus universalis	Sulf. D 12 spezifisch (an andere Ursachen denken!) Flor -p. D 6 hepatogener Pruritus Dol. D 3 wirkt mehr symptomatisch Coll. D 3, Ichthyol D 2
Pruritus vaginae	→ KENT 1890 / III 756 Calad. D 6–12, Bor. D 6 (Mykose? Trichomonaden?)
Pruritus vulvae	→ KENT 1890 / III 756 (meist Mykose!) Sep. D 6–12, Ambr. D 3 Coll. D 3 Obstipation, Hämorrhoiden Calad. D 6–12 mit Prur. vag. (Merc., Kreos., Helon., Fl-ac., Urt.) lokal H_2O_2 1:12, Conium Salbe
Psychosen	(Eine sehr gute Zusammenstellung findet sich in der Zeitschrift für Klassische Homöopathie 3/1967)
– Gleichgültig gegen alles	Sep. D 6–30
– Hochmut	Verat. D 6 (Plat.)
– Hypochondrie	Nat-m. D 6–200, Mag-c. D 6–12 (Phyt.)
– Neigung zum Weinen, schweigsam, melancholisch	Plat. D 6–200, Nat-m. D 12–200, Puls. D 6–200, Ign. D 6–200, Lach. D 30 (Cimic., Verat., Stann.)
– nervös, reizbar, Unruhe, Furcht, Manie	Verat. D 6 (Nux-m., Ther., Cimic., Ambr.)
– Nymphomanie	Plat. D 6–200, Zinc. D 30
– Selbstmordneigung	Aur. D 12–30
Pyelitis	Form. D 8–10 E. coli, übelriechender Urin Sars. D 4, Sep. D 6
Pyelonephritis	Ery-a. D 3–8
Ranula	Thuj. D 6–30 (Merc-d., Abrot., Calc., Fl-ac.)
Reizbarkeit	Sep. D 6–12

Retinitis	Gels. D 4, 6
Rotundum-Schmerz	Clem. D 3
Ruhelosigkeit	Acon. D 6–30, Nux-m. D 6, Verat. D 4, Ambr. D 4, Colch. D 4
Salivation	→ KENT 1340/III 206 Gran. D 4, 6, Kreos. D 6, Jab. D 4, 6, Lob. D 4, 6, Merc. D 12, Nat-m. D 6–12, Sulf. D 12, Cycl. D 6–12, Helon. D 4–6 Luesinum D 30 < nachts, (Coff., Kali-i., Lac-ac., Iod., Acet-ac., Ant-t., Ign., Sep.)
Saurer Mundgeschmack	Lac-ac. D 6, Magn-c. D 6, Ox-ac. D 6–12
Schlaflosigkeit	→ KLUNKER 172 Cimic. D 6 depressiv, melancholisch, Kopfschmerzen, Magenleere, rheumatische Beschwerden (Acon., Coff., Puls., Sulf., Nux-v., Sumb., Am-v., D 3, 4, Kali-br., Bell., Op.)
Schmerz	
– abwärtsdrängend	Kali-c. D 4, 6 „als ob alles herauskommen wollte"
– in der linken Seite wie ausgerenkt	Am-m. D 6
Schwäche	Sep. D 6–12, Helon. D 2–6, Alet. D 1–3
– der Beine	Bell-p. D 3, 4 Zerschlagenheitsgefühl Murx. D 4, 6
– der Gelenke	Murx. D 4, 6
Schwermut	Cimic. D 4–12 Verat. D 6 mit Angst Nat-m. D 6–30, Lach. D 12–30 Sep. D 6–30 Verlangen nach Einsamkeit Helon. D 2–6 > durch Beschäftigung s. auch bei Psychosen
Schwindel	Cocc. D 6, Bell. D 4–12, Nux-v. D 6 (Nat-m., Ars., Phos., Gels.)
Sexuelle Erregung	Plat. D 6–200, Murx. D 4, 6 Verat. D 6 schamlose Reden, Umarmungen, nackt ausziehen

Sexualtrieb, gesteigert	→ KENT 1910 / III 776, KLUNKER III 606 Lach. D 12–30, Puls. D 4–30 (Plat., Phos., Bell., Merc., Stram., Verat., Manc.)
Singultus	Cycl. D 6–12, Ign. D 6–12, Op. D 6 Tab. D 6 bei Vagotonie
Sodbrennen	→ KENT 1606 / III 472 Die allopathischen Säurebindungsmittel sind unphysiologisch und immer vermeidbar! Puls. D 4, 6 < nach dem Essen, < abends, < nach Süßem, < nach Fett Anac. D 4–12 > durch Essen Merc. D 12 < nachts (spezifisch) Lac-ac. ∅, Nux-v. D 4,6, Ars. D 6 **Weitere Mittel** Dios. D 6 Vaguswirkung Thuj. D 4, 6 S. beim Bücken, Iris D 4, 6, Ferr. D 6–12, Caps. D 6, Cydonia e semin. D 1, Lyc. D 6
Steißlagen, Neigung zu	Nos. Toxoplasmose D 200 Puls. D 4 kann eine Wendung bewirken Puls. D 1000 4 Wochen vor dem Termin
Struma	Calc-p. D 4, 6 (hyperthyreot. D 12!) Puls. D 4, 6, Flor-p. D 4, 6, Hydr. D 4, 6
Suizidneigung	Aur. D 12–30 (hilft bisweilen)
Tachykardie	Verat. D 2, Lycps. D 2
Tetanie	Verat. D 2
Toxoplasmose	Okou. D 2–6
Trunksucht	Nux-v. D 6–30
Unterleib empfindlich	Bell-p. D 4
Uterus-Schmerz	Caul. D 3–6 Kontraktionen Arn. D 3 schmerzhafte Kindsbewegungen (Puls., Op., Sil.)
Varicosis vaginae am Ende der Gravidität	Coll. D 1–2
Varicosis vulvae	Lyc. D 6–12, Calc-f. D 6–12, Arn. D 3 Carb-v. D 6–12 > feuchtwarmes Wetter, Pruritus

Varikosis	Puls. D 4 Arn. D 3, 4 Zerschlagenheitsgefühl der Beine Sep. D 6–12 Aesc. D 2, 3 Kreuzschmerzen, trockene Schleimhäute Ham. ∅-D 2 Card-m. ∅-D 2 evtl. zusätzlich Calc-f. D 10–15 evtl. im Wechsel mit Arn. Lyc. D 6–12, Lach. D 12, Bell-p. D 1–6 Sulf. D 4–12 Brennen Ferr. D 6 Mill. D 4 Schmerzen in den Beinvenen Zinc. D 6–12, Ruta D 2–6
Venenschmerzen in den Beinen	Mill. D 4
Vorstellungen, seltsame	Lyss. D 20
Vulva-Schwellung	Merc. D 12, Podo. D 6
Wadenkrämpfe	Cupr-ac. D 4 (auf Diagnose) Cupr-ars. ähnlich Ruta D 1–3, Zinc. D 30, Vib. ∅-D 2, Sep. D 6
Wechselnde Beschwerden (dauernd)	Cimic. D 4, 6
Weinen	→ KENT 146 / I 146 Puls., Ign., Nat-m., Apis, Mag-c., Stram.
Weisheitszahn -Schmerzen	Cheir. D 4

Zahnschmerzen	Sep. D 6, Staph. D 4–30, Lyss. D 20, 30
	Nux-m. < Wärme, Mag-m. u. Mag-c. < Kälte,
	   Puls.,
	Rat. D 4 < nachts (Cham., Ferr.) muss aufstehen
	   und umhergehen
	Mag-c. D 6–12 < nachts, < Kälte, < Ruhe

Zigarettenrauch wird nicht vertragen	Ign. D 6–30
Zystitis	Eup-pur. D 3 akut und subakut Pop. D 1–2, Sabal D 1–3

Geburtshilfe

Zwischen den Extremen der natürlichen Geburt mittels „Psycho-Prophylaxe" nach READ und der „programmierten", chemisch induzierten und gesteuerten **künstlichen** Geburt steht die **homöopathisch geleitete Geburt als die ideale Methode.** Kombiniert mit der Methode nach READ oder auch allein, erreicht man bei einer solchen **biologischen** Geburt eine wesentliche Schmerzlinderung und eine erhebliche Geburtszeitverkürzung; besonders angenehm für die Frauen und absolut unschädlich für die Kinder. Komplikationen unter und nach der Geburt sind bei der programmierten Geburt nach großer Statistik doppelt so häufig!

Die Spasmolyse mit Homöotherapeutika ist wirkungsvoller als mit stärksten allopathischen Mitteln. Die Schmerzlinderung kommt nicht immer an die starken allopathischen Mittel heran, ist aber fast immer ausreichend. Hinzu kommt, dass sich auch bei Erstgebärenden bei nur mittelkräftigen Wehen ein normaler Geburtsfortschritt zeigt.

Bei Wehenschwäche reichen die homöopathischen Mittel meist aus, in seltenen Fällen sind Oxytocingaben nötig.

Auch zu einer Geburtseinleitung sollte man nur homöopathische Mittel verwenden.

Natürlich gehören zu der „biologischen" Geburt auch Eingriffe des Geburtshelfers wie Blasensprengung, Muttermundsdehnung, Entleerung von Blase und Darm usw.

Zur **Vorbereitung auf die Geburt** und damit Erleichterung der Geburt gibt es sehr bewährte Mittel:

Hauptmittel

Caul. D 3, 4 (3 x tgl. 1 Tabl. 2–3 Wochen vor der Geburt, Vorsicht: Muttermundspasmus)

Puls. D 4, 6 (3 x tgl. 7 Tropfen 4–6 Wochen vor der Geburt) Bei Frauen mit sehr rigiden Weichteilen gibt man beide Mittel 6 Wochen vorher (2 x tgl. im Wechsel) unter Einschaltung arzneifreier Tage.

Weitere Mittel

Arn. D 3 bewährt, auch wenn man es mit Beginn der Wehen nimmt

Cimic. D 3 nimmt auch Angst vor der Geburt

Mit. ∅	primäre Wehenschwäche
Arist-cl. D 12	
Vib. D 4	nach erschwerten Geburten mit Zervixspasmus
	Auch kombinierte Rezepte haben sich bewährt: *Arn. D 3 + Gels. D 4 + Cimic. D 3 oder* *Puls. D 4 + Caul. D 3*
Angst vor der Geburt	Acon. D 6 bis zur Todesangst Coff. D 6 Plat. D 6 Cimic. D 12 Angst, dass etwas nicht gut geht Gels. D 4 Erwartungsangst
Bei vorausgegangener Wehenschwäche gibt man 6–8 Wochen vor der nächsten Geburt	Arist-cl. D 12 2 x täglich

Schema

einer normalen, homöopathisch geleiteten Geburt

1. Patientin hat gute Wehen

bei rigidem Muttermund und erhaltener Zervix	Caul. D 3 Tbl.
bei Muttermund von ca. 3 cm	Gels. D 4 s.c.
bei Muttermund von 4–6 cm	Blasensprengung
bei Muttermund von ca. 6 cm	Gels. D 4 s.c.
bei starken Schmerzen	dazu Cham. D 4–6

Wenn der Kopf in Beckenmitte ist, kann meist eine halbe Stunde danach der Muttermund auf Vollständigkeit gedehnt werden.

2. Patientin hat zu schwache Wehen

Man gibt halbstündlich 3 Tropfen Cimic. D 1 (besonders wirksam nach Blasensprengung)

oder bei sehr rigidem Muttermund stündlich 1 Tbl.	Caul. D 3
bei Muttermund von 3–5 cm (auch bei leichten Wehen)	Gels. D 4 s.c.
Wenn nötig, später noch 1 Gabe	Gels. D 4

3. Geburtseinleitung

Blasensprengung (nur wenn der Kopf im Beckeneingang sitzt) halbstündlich 3 Tropfen Cimic. D 1
weiterer Verlauf wie oben

Muss die Geburt eingeleitet werden, wenn die Zervix noch nicht aufgelockert oder der Muttermund sehr straff ist, gibt man (einige Tage) vorher 3–4 x tgl. 1 Tbl. Caul. D 3

4. Wehen sind zu schwach oder lassen nach

man gibt	Caul. D 6 (evtl. i.v., besonders bei Mehrgebärenden wirksam)
oder	Cimic. D 1 halbstündlich 3 Tropfen
oder	Puls. D 4 oder Ust. D 30

Merke: Wird die Geburt durch homöopathische Mittel unterstützt, reichen mittelkräftige Wehen für einen normalen Geburtsfortschritt aus (sie erreichen soviel wie Oxytocin-induzierte kräftige Wehen).

Geburtseinleitung
Blasensprengung (wenn Kopf fest im Beckeneingang sitzt)
Cimic. D 1   alle halbe Stunde 5 Tropfen, bis die Wehen ausreichend sind (3–6 x)
Follikulin D 30   nach VOISIN 3–4 Tage 1 Gabe
Puls. D 2–4   besonders, wenn dem Typ entsprechend
Caul. D 6   evtl. s.c. oder i.v. Injektion, besonders bei Mehrgebärenden wirksam (evtl. D 30 i.v.)
Gels. D 4   bei sehr straffem Muttermund
Ust. D 30   i.v.

Mit Beginn der Wehen kann man geben:
Arn. D 3–4
Bell-p. D 6   „die Arnica der Gebärmutter"
Cimic. D 1   bei schwachen Wehen; hat eine wehenanregende, spasmolytische und analgetische Wirkung
Caul. D 3–6   bei nicht ausreichenden Wehen, Muttermundrigidität (evtl. Injektion, sonst stündl. 1 Tbl.)
Arn. D 3 und Calen. D 2   sollen Komplikationen vorbeugen

In der Eröffnungsperiode
Gels. D 4
Hauptmittel, in jedem Fall zu geben, besonders bei Muttermundrigidität, kann wiederholt werden (evtl. 1 x D 30 nach LUTZE).

Geburtshilfe

	Bei 5 cm weitem Muttermund kann bei genügend tief stehendem Kopf ca. eine halbe Stunde nach der Injektion der Muttermund meist auf Vollständigkeit *gedehnt* werden (allen allopathischen Mitteln einschließlich dem Dolantin überlegen!)
– bei sehr schmerzhaften, starken Wehen ist zu empfehlen:	Gels. D 4 + Cham. D 4, 6 als Mischspritze
– bei mäßigen Wehen	Gels. D 4 + Caul. D 6 als Mischspritze
Bei Muttermundsrigidität	*Gels.* D 3, 4 auch bei Krämpfen *Caul.* D 3 starrer Muttermund, stündl. 1 Tbl. Cham. D 4–200 unerträgliche Schmerzen (Coff) Bell. D 3–6 Mag-p. D 8–30 i.c. Quaddeln lumbosakral (Con. D 4, Verat-v. D 4–6)

Unter der Geburt

– Ängste	Cimic. D 6
– Ohnmacht – Bewusstlosigkeit	Verat. D 4
– Herzschmerzen	Cimic. D 3–6
– seelische Erregung, schmerzüberempfindlich	Coff. D 6–12
– Zittern ohne Geburtsfortschritt	Caul. D 6
– Krämpfe (hysterisch)	Cimic. D 4 (Cham.)
– Fingerkrämpfe	Cupr-ac. D 4, Dios. D 6, Sep. D 6
– Unterschenkelkrämpfe	Cupr-ac. D 4, Mag-p. D 4–30
– Wadenkrämpfe	Nux-v. D 4–12
– Zehenkrämpfe	Cupr-ac. D 4
– Rektum-Prolaps	Mez. D 4, 6 sehr empfindlich, schwer reponierbar
– Unruhe	Acon. D 6–30, Camph. D 2, 3
– Eklampsie	(schulmedizinische Intensiv-Therapie!) Zinc-cy. D 12–30 Hell. D 6 + Sol-v. D 3

	Cimic. D 4–6, Chin. D 4
	Sec. D 6–12 mit Spreizen der Finger
– Schwäche und nervöse Erregbarkeit	Caul.
Wehen	→KENT 1936 / III 802
– Anregungsmittel	Cimic. D 1, Caul. D 6, Gels. D 4, Croc. D 4, 6, Puls. D 4
	(Leon. D 1, Cardios. D 1–2, Ust. D 30)
– Schwäche	Cimic. D 1, Gels. D 4, Puls. D 4
	Caul. D 6, 30 krampfhaft überspringend, Aussetzen
– Erschöpfung, wilde Wehen	(evtl. + Cham. oder Gels.)
	Cupr-ac. D 4, 6 träge, sich hinziehend
	Weitere Mittel
	Kali-c. D 4, Mit. D 3, 4, Ust. D 30
	(Sec., Op., Nat-m., Bell., Nux-v., Carb-v., Ruta, Thuj., Nat-c., Graph., Goss., Arist-cl., Zinc.)
– hören auf	Cimic. D 1, Puls. D 4, Kali-c. D 4, Caul. D 6
	(Op., Bell., Nat-m., Graph., Sep., Thuj., Ust., Sec., Caust., Coff., Nux-v., Cham.)
– kurz dauernd	Caul. D 4–6, Puls. D 4
– erfolglos	Kali-p. D 6 und schmerzhaft
	Vib. D 1–3 unregelmäßig, schwach
	Kali-c. D 4
	Nux-v. D 6 in der Austreibungsperiode
– träge	Puls. D 4
– unregelmäßig	Puls. D 4, Caul. D 6, Nux-v. D 4–6
	Vib. D 1–3 und schwach
– zur Unterstützung allgemein	Kali-p. D 3–6 besonders bei starken Kreuzschmerzen
– übermäßig stark	Cham. D 4–6 + Gels. D 4 (Mischspritze)
	Bell. D 3–4, Nux-v. D 4–6, Sep. D 6
	Coff. D 6, Ust. D 6, Arn. D 3, Lyc. D 6
– langdauernd	Puls. D 4, Sec. D 6, Cinnb. D 4
– Krampf-W.	Cimic. D 4 (evtl. i.v. Injektion)
	Caul. D 3, 4, Arist-cl. D 12, Mag-p. D 4, Gels., Bell., Cham., Ign., Puls., Sec., Hyos.
– anfallsweise im Rücken	Nux-v. D 4–6, Sep. D 6

Geburtshilfe

- Atemnot   bei jeder Wehe
  Lob. D 4
- Bauchschmerzen bei W.   Sep. D 6
- Frost, Kälte bei W.   Puls. D 4, Cycl. D 4, Ign. D 6, Coff. D 6–12
- Fröstelt nach W.   Kali-c. D 4, Kali-i. D 6
- Bewusstlosigkeit bei W.,   →KENT 432 / I 432
  Ohnmacht bei W.   Nux-v. D 6
  (Cimic., Puls., Coff., Sec.)
- Furcht vor dem Tode   Acon. D 6
  (Coff., Plat.)
- Kreuzschmerzen bei W.   Nux-v. D 4, 6, Kali-p. D 4,6, Sep. D 6–12, Podo. D 4, 6
- verursachen Stuhldrang   Nux-v. D 4, 6, Plat. D 6
  (wenn Kopf noch nicht
  auf Beckenboden)
- mit Prolapsgefühl   Sec. D 6
- mit übermäßigem   Nux-v. D 6   führt zu Gegenperistaltik
  Pressdrang
- Zittern ohne Geburts-   Caul. D 3–6
  fortschritt

Wehen-Schmerzen   Arn. D 3, 4 oder Bell-p. D 6   kann man von Beginn der Wehen an geben
  Cham. D 4, 6, 30, 200   spastisch, unerträglich, Unruhe, Wehen beginnen im Rücken, gegen die Innenseite der Oberschenkel ausstrahlend (evtl. + Gels. D 4-Injektion)
  Ign. D 4   Krampfwehen
  Nux-v. D 200   Krampfwehen gegen das Rektum mit Stuhldrang, Ohnmacht nach jeder Wehe
  Bell. D 4, 6   Krampfwehen, berührungsempfindlich
  Sabin. D 4, 6   Kreuzbeinschmerzen
  Kali-c. D 4, 6   Lumbosakralschmerz
  Caust. D 4
  Puls. D 4
  Hyos. D 6

- quälend   Gels. D 4
  Sep. D 6
  Kali-c. D 4, 6
  Caul. D 6

	Coff. D 6–12 unerträglich
	Bell. D 4
	Acon. D 6
	Arn. D 3
– mit Wundheits- schmerz	Arn. D 3
– treiben zur Verzweiflung	Cham. D 4–200, Aur. D 12
– mit häufigem Aufstoßen	Bor. D 2–6
– krampfhaft	Caul. D 4, 6, Cham. D 4, 6, Gels. D 4, Hyos. D 6, Puls. D 4 Nux-v. D 4–12 vergeblicher Stuhldrang Caust. D 4, 6, Dios. D 6, Sep. D 6, Sec. D 6
Plazentaretention, hier versuche man	Canth. D 6 Sep. D 6 Visc. D 1–3 Wehenmangel nach Geburt Caust. D 30 Sabin. D 4 Ust. D 12 i.v. Zinc. D 12 Goss. D 1–6 Atonie

Nach der Geburt – Im Wochenbett

→ KLUNKER III 495

Hier treten vielerlei Beschwerden auf, die einer homöopathischen Behandlung fast immer besonders gut zugänglich sind. Besonders wenn die Frau stillt, ist es wichtig, stark wirkende allopathische Mittel zu vermeiden.

Allgemein

Nach der Geburt haben sich folgende Mittel *prophylaktisch* bewährt:	Arn. D 3 oder Bell-p. D 3 „die Arnica der Gebärmutter", evtl. gefolgt von Lach. D 12, 15
Frühere Beschwerden nach Geburt schlechter	Lach. D 12, 15
Adnexkrampf	Cupr-ac. D 4, Clem. D 3
Akne am Kinn	Sep. D 6–12
Alkoholismus	Nux-v. D 6–30
Alopezie	→ KENT 185 / I 185 *Sep.* D 12 Sel. D 12 (*Lyc.* D 4–6, *Sulf.* D 12, Nat-m. D 12, Calc., Nit-ac., Carb-v., Sulf.)
– infolge Schwäche nach der Geburt	Calc-c. D 12, Lyc. D 12, Sep. D 12
Amenorrhoe nach	Sep. D 6–12
Abstillen	
– durch längeres Stillen	Acet-ac. D 6–12 (Chin. D 4–12)
Anämie durch Stillen	Acet-ac. D 6–12, Chin. D 6–12
Analprolaps	Ruta D 1–3 beim Bücken
Anurie	Caust. D 4, 6 (Hyos. D 6, Arn. D 3, Op. D 6, Bell. D 6, Ign. D 6, Equis. D 1–12)
Atonie	Ust. D 2, 3 (D 12 i.v.) Gels. D 4 Acon. D 4 hellrote Blutungen mit Todesangst (Cast-eq. D 200, Goss.)

Beschwerden allgemein	Kali-c. D 12
Blasenbeschwerden, Zystitis (s. auch Dysurie)	Staph. D 4–6
Blutung reichlich	Ust. D 2–3
– atonische	Ust. D 2–3 (D 12 i.v.)
Depression	Plat. D 6–200
Deszensus	Podo. D 3–6
Deszensusgefühl	Sep. D 6, 12 Alet. D 3 Schwäche Frax. D 3 Subinvolution
Diarrhoe	Cham. D 4, 6, Rheum (Puls. D 4, Hyos. D 6, Sec. D 4, 6, Ant-c., Dulc.)
– nach Abstillen	Chin. D 4–12, Arg-n. D 6
Dysurie	Equis. D 1–12 Rheum D 6 und Diarrhoe
Eklampsie	(schulmedizinische Intensivtherapie), Urämie Oena. D 2–6
Endometritis	Kreos. D 4, 6 stinkende Lochien Bell. D 4 (evtl. + Echi. D 4) Lach. D 12, 15 Senec. D 4 Wochenfluss lang anhaltend bei allen Entzündungen, besonders mit Fieber, hat sich zu Beginn eine Mischinjektion von *Lach. D 12 + Pyrog. D 30 + Echi. D 4* bewährt.
Epilepsie-Urämie	Oena.
Erkältung	Acon. D 6–30
Flatulenz	Ter. D 6
Genitale Schwellung, Schmerzen	Arn.
Hämorrhoiden	*Coll.* D 3 Kali-c. D 4 brennend Apis D 4 oft anfangs bei sehr starkem Ödem (Acon., Aloe, Puls., Bell., Ign.)
Harnverhaltung s. bei Anurie – Harndrang fehlt	→ KENT 1818 / III 684

Harninkontinenz	Arn. D 3 (Bell., Caust., Hyos., Tril.)
Harnträufeln	Tril. D 1–3
Hypogalaktie	s. Kap. Stillen
Kokzygodynie	Hyper. D 6
Konvulsionen	s. Krämpfe
Kopfschmerzen	Chin. D 4–12 besonders nach Blutverlusten
Krämpfe	Stram. D 6–12
Lähmungen	Rhus-t.
Lochien	
– spärlich	*Puls.* D 4 Bell. D 4 Acon. D 6 nach Verletzung
– Stauung	*Puls.* D 4 (evtl. 1. Gabe als Injektion) Pot-a. D 1 Arist-cl. D 12 (Sulf., Bry., Pyrog., Acon.)
– klumpig	Kreos. D 4, 6 Cimic. D 1
– stoßweise	Plat. D 6–12
– unterdrückt	Acon. D 4, 6, Leon. D 6 Aral. ∅-D 6 mit aufgetriebenem Uterus
– scharf	Kreos. D 4, 6, Sep. D 6, 12, Pyrog. D 15 (Nit-ac., Lil-t., Plat., Merc., Sil.)
– zu lange dauernd und zu stark	*Ust.* D 2, 3 auf Diagnose Sec. D 2, 3, 4 dunkel, passiv Senec. D 2–4 Erig. D 4 hell Ip. D 4 hell, Kollaps Mill. D 4 hell Cycl. D 6 kolikartige Schmerzen, nach unten ziehend Chin. D 4–12 dunkel, Schwäche (Nat-m., Caul., Kali-c., Carb-ac., Rhus-t., Kreos., Xan.)
– stinkend	*Kreos.* D 4, 6 auf Diagnose *Pyrog.* D 15–30 mit Fieber, Frösteln, Schweiß (nur 1 x)

Stram. D 6   aashaft
Bapt. D 2–20   scharf stinkend
(Carb-an., Sec., Kali-p., Sep., Crot-h., Carb-v.,
Chin., Bry., Rhus-t., Bell., Sil., Sulf.,
Chr-ac. D 6–12)

Metritis

Canth. D 6   mit Zystitis
Bell. D 4, 6
Lach. D 12, 15
(zu Beginn Mischinjektion mit Lach. D 12 +
 Pyrog. D 30 + Echi. D 4)
(Nux-v. D 6, Til. D 6)

Muskelkater

Rhus-t. D 6
Sarcol-ac. D 6   (evtl. als s.c.-Injektion)

Muskelschmerzen

Sarcol-ac. D 6

Mutterbänder-Schmerz

Clem. D 3

Nachwehen

→ KENT 1933 / III 799
Gibt man nach der Geburt laufend *Arnica*,
 braucht man meist keine Mittel für
 Nachwehen
Arn. D 3
Puls. D 4
Cimic. D 4, 6
Cham. D 6–200   unerträglich
Coff.   zu heftige
Cupr. D 4, 6
Acon. D 4, 6   mit Furcht und Unruhe
Gels. D 4
Caul. D 3, 4
Vib-p. D 2–6
(Sec. D 4, 6, Sabin., Bell., Nux-v., Ign.,
Rhus-t., Sep., *Kali-c.*, Sulf., Hyper., Bry.,
Xan. D 3–12)

Nymphomanie

Zinc. D 6–30, Plat. D 6–200, Verat. D 4, 6
(Chin., Kali-br., Phos.)

Obstipation

Lyc. D 6–12, Bry. D 6, Coll. D 3, Op.

– bleibt

Nux-v. D 6, Zinc. D 6–12, Verat. D 4, Lyc. D 6–12,
Lil-t. D 6, Mez. D 6

Panaritium	All-c. D 4, 6
Phlebitis	Lach. D 12, 15, Sulf. D 6, 12, Rhus-t. D 4, 6, Urt-u. D 4–12, Bell. D 4 (evtl. im Beginn Mischspritze Lach. D 12 + Pyrog. D 30 + Echi. D 4)
Phlegmasia alba dolens	Crot-h. D 12, 15 (Ars., Ham., Bufo, Puls.)
Psychosen	(Zeitschrift klass. Hom. 3/67) → KENT 55 / I 55 Plat. D 6–200, Lach. D 12–30, Lil-t. D 6–30 (Cimic., Aur., Bell., Hyos., Lyc., Nat-m., Nux-v., Puls., Sec., Sulf., Verat., Stram., Zinc., Cupr., Hyper., Kali-br.)
Puerperalfieber	Beginn mit einer Mischspritze *Lach.* D 12 + *Pyrog.* D 30 + *Echi.* D 4 i.v. Die Injektionen können dann 1–2 x täglich (auch s. c.) wiederholt werden, ohne Pyrog. Bapt. D 2–20 wirkt nur kurz Carb-ac. D 6 Stinken (Pyrog.) Crot-h. D 12, 15 Kali-c. D 4, 6 Stechen, plötzlich kommend und vergehend, Meteorismus (Vip.)
Rektum-Prolaps	Ruta D 1–3
Rückenschmerzen	Kali-c. D 4–30, Cocc. D 6, Hyper. D 6
Ruhelosigkeit, Gereiztheit	Coff.
Schwäche nach Geburt und Stillen	*Chin.* D 4–12 „Folge von Säfteverlusten" Chin-a. D 4 Chin-s. D 6 Arn. D 3 Zerschlagenheitsgefühl (Rhus-t.) Kali-c. D 4 mit Rückenschmerzen Aven. ⌀ auch appetitlos Alet. D 1–3
Sexuelles Verlangen erhöht	→ KENT 1910 / III 776, KLUNKER III 605 Plat. D 6–12, Hyos. D 6–12, Mosch. D 6
Steißbeinschmerzen	Hyper. D 6
Stillanämie	s. Anämie
Stillschwäche	s. S. 164

Stuhlgang in Gegenwart anderer nicht möglich	Ambr. D 3
Subinvolution (lang anhaltende Lochien und Fluor)	Bell-p. D 4–6 Helon. D 2 ständig Kreuzschmerzen, fühlt den Uterus Psor. D 15–30 Frax. D 3 Aur-m-n. D 4, 6 (Lil-t., Sep., Sec.)
Thrombose	Puls. D 4, Lach. D 12, 15, Crot-h. D 12, 15, Ham. D 2–4, Ars. D 6–12 Bufo D 6–12, Rhus-t. D 6
Trunksucht	Nux- v. D 6–30
Uterusprolaps	Podo. D 6
Varikosis	Calc-fl. D 6–12, Puls. D 4, Ham. D 2
Weinen ohne Grund	Puls. D 4, 6
Wundheitsgefühl in Becken und Damm	Bell-p. D 4–6
Zerschlagenheitsgefühl	Bell-p. D 4–6, Arn. D 3–6
Zystitis	Staph. D 4–12

Stillen – Stillschwierigkeiten

Milcheinschuss
– bleibt aus Sec. D 6
– besonders stark Phyt. D 12 hart, empfindlich, gestaut,
 (auch mit Fieber)   am besten Injektion 2 x tgl. s.c.
  Bry. D 6 erschütterungs- und berührungs-
   empfindlich
  Phyt. D 1 nach Abstillen mit allopathischen
   Mitteln

Agalaktie-Hypogalaktie → KENT 640/ II 234, VOISIN 610
  Calc-c. D 6–12 lymphatische Frauen mit
   gespannten Brüsten
  Lac-d. D 12, Medus. D 6, Stict. D 4
  Agn. ⌀ auf Diagnose, morgens nüchtern
   40 Tropfen (Agnolyt), Erfolg nach 10 Tagen
  Urt-u. ⌀ bis D 12, beide Mammae schmerz-
   haft geschwollen, aber kaum Milch

  Weitere Mittel

  Alf. D 1–2 bes. bei Appetitlosigkeit
  Asaf. D 4–6 mit Überempfindlichkeit
  Chin. D 4 nach Blutverlusten
  Galeg. D 4 bei Anämie
  Sulf. D 12–30 nach Unterdrückungen
   (Hautausschläge), nach Grippe
  (Zinc. D 12, Lact. ⌀, **Ric.** D 6 alle 4 Stunden,
  Nat-m. D 12, Ph-ac. D 6, Sil. D 6, Puls. D 4–12,
  Sabal)

Milch versiegt Calc-c., Urt-u., Lac-d., Tub., Thyr. D 15,
  Placenta D 1–3 Trit.
– nach Erkältung Puls., Dulc. nach Panschen im kalten Wasser
– nach Erregung Ign., Caust.
  Cham. nach Zorn

Galaktorrhoe – → KENT 640 / II 234
Milch fließt von selbst Lac-c. D 15 Brust geschwollen, schmerzhaft
  Calc-c. D 12 schlaffe Karbonikerin
  Puls. D 6
  (Bor. D 3, Phyt. D 1–4, Kali-i. D 6, Cham.)

Milchstauung –	Phyt. D 12, Iod. D 6, Puls.
Milchknoten	Acet-ac. D 12 Milch bläulich, durchsichtig
Hypergalaktie (Sekretion dämpfend)	→ KENT 640 / II 234 Phyt. D 1–4 je mehr Milch, desto tiefer die Potenz Lac-c. D 15 Calc-c. D 6–12 Milch wässerig Urt-u. D 200, 30 (Bor. D 3, Bry. D 6, Pip-n. D 6, Con. D 4, Salv. D 1, Puls. D 4, Bell. D 4)
Abstillen	Die homöopathischen Mittel wirken nicht so stark wie die Prolaktinhemmer Phyt. D 1 auch dort wirksam, wo trotz Prolaktinhemmern Milcheinschuss auftritt Calc-c. D 12 lymphatisch-pastös Chion. Puls. D 12, Lac-c. D 6 (Salv. D 1, Bell. D 4, Nux-v. D 4)
– dabei Hautjucken	Sulf-i. D 6–12
Milchsekretion nach Abstillen	Puls. D 4 Con. D 6 lange wässeriges Sekret
Milch wässerig	→ KENT 640 / II 234 Calc-c. D 6, Puls. D 6, Tub. D 30 Aur-s. D 12 mit Hitze in den Mammae, Ric. D 6

Beim Stillen

Beschwerden verstärken sich beim Stillen	→ KENT 524 / I 524
Anämie	Acet-ac. D 6–30
Appetit vermindert	Galeg. D 4, Alf. D 1–2
Brustschmerzen	Cham. D 6–30 Bor. D 3–6 Schmerzen in der anderen Brust Crot-t. D 6 heftiger Schmerz bei Rhagaden Croc. D 6 als ob die Brust mit einer Schnur zurückgezogen würde Phyt. D 12 in den ganzen Körper ausstrahlend Phel. D 3 Schmerzen zwischen den Saugakten, in den ganzen Körper ausstrahlend Urt-u. D 6 Brust schmerzhaft geschwollen, aber wenig Milch Oci. D 6 (= Basilicum)
Brustwarzen – Schmerzen	→ KENT 661 / II 255 Crot-t. D12 Reizung der Warzen beim Stillen mit heftigem Schmerz der Mamma Rhus-t. D 6 Schmerz bei Beginn des Stillens Phel. D 4–12 ständige Schmerzen < beim Stillen Dulc. D 4 beim Abstillen Merc-corr. D 6 Nux-v. D 6 Phyt. D 6, Ger. D 4 Sil. D 6 Schmerzen im ganzen Körper (Warzen eingezogen)
Brustwarzen – Rhagaden	Phel. D 4–12 Hydr. D 6 brennend, wund Phyt. D 6 starke Schmerzen beim Stillen Weitere Mittel s. im Kap. Mamma S. 169 ff., bei Warzenschmerzen, blutende Warzen, Ekzem, Wundheit, Rhagaden
Diarrhoe	Chin. D 4–12, Rheum D 6, Ant-c., Hyos.
Hautausschläge	Sep. D 12
Ligamentum-rotundum-Schmerz	Clem. D 3
Magenschmerzen mit starker Blähsucht und sauer-ranzigem Aufstoßen	Carb-v. D 12

Mastitis	s. Kap. Mastitis S. 178
Mund wund	Phos. D 6 (Rhus-g., Vero.)
Periodenblutung während Stillzeit	ist nicht pathologisch; wenn bei vollem Stillen früh regelmäßige Perioden-Blutungen einsetzen, gibt man Calc-c. D 6–12
Rückenschmerzen	Bry. D 2–6, Phyt. D 4–12, Crot-t. D 4–6, Puls. D 6
Schwäche	*Chin.* D 4–12, Alet. D 2–4 Flüssigkeitsverlust Helon. D 4 traurig Nat-m. D 6–12 Ph-ac. D 3–6 Kali-p. D 4–6 Kali-c. D 4–12 Sep. D 6–12 Acet-ac. D 6–12 Sil. D 6 Anac. D 4–12 (Carb-an., Olnd.)
Sexuelle Erregung	Calc-p. D 6–12 mit Appetitlosigkeit, Magerkeit, Nervosität
Sexuelles Verlangen gesteigert	→ KENT 1910 / III 776 Phos. D 6–12
Singultus nach dem Stillen	Teucr. D 2–12
Uterus-Schmerz (Nachwehen in den ersten 3 Tagen normal)	*Arn.* D 3–6 Cham. D 4–30 Sil. D 6–12 (Puls., Con., Bell-p.)
Weinen ohne Grund	ist normal, wenn es nur an einem Tag im Wochenbett auftritt; wenn es länger geht, hilft Puls. D 4, 6
Wunder Mund	Phos. D 6–12
Zahnschmerzen	Chin. D 4–6
Zittern nach Stillen	Carb-an. D 6, Olnd. D 4–6
Nach Stillen	
– Schlaflosigkeit	Cimic. D 6
– Schwäche	Chin. D 4–30, Alet. D 3, Kali-c. D 4–30, Kali-p. D 6

Neugeborene

Wesentlich wichtiger als bei Erwachsenen ist bei Neugeborenen und überhaupt bei Kindern eine biologische Behandlung, da hier mit allopathischen Mitteln oft nicht wieder gut zu machende Schäden verursacht werden. Außerdem sind die homöopathischen Mittel meist wirksamer, ja, vieles kann man nur homöopathisch behandeln.

Nach schweren Geburten (Zangen, Vakuum-Extraktionen, Becken-Endlagen) sollte man dem Neugeborenen sofort 1 Gabe *Cupr.* D 200 geben, um Krämpfen vorzubeugen.

Bei Steißlage-Kindern (auch wenn durch Sectio entbunden) gibt man 1 Gabe *Nos. Toxoplasmose* D 200.

Dann kann man frühzeitig zur Konstitutionsaufbesserung 1 Gabe *Calc-c.* D 30–200 oder *Calc-p.* (je nach Konstitution der Mutter) verabreichen.

Später kann man diese „Aufbesserung" dann weiterführen, bei allergischer und Stoffwechselbelastung mit *Sulf.* D 200, bei *stoffwechselgestör*ten Kindern oder entsprechender Familienanamnese mit *Tub.* D 200.

Es folgen weitere Indikationen in alphabetischer Reihenfolge:

Abszesse multipel am Daumen	Hep. D 6
Anurie nach Geburt	Acon. D 3–30 sicheres Mittel
Asphyxie (blau)	Laur. D 4–6, Acon. D 4–6, (Ant-t.), Arn., Cupr., Camph.
Atemnotsyndrom	Sulf. D 200 Folgen von Anästhesie
Augen morgens verklebt	Med. D 30
Beine, blau	Cup. D 200, (Op. D 30)
Bläschen (Pemphigoid)	Rhus-t. D 6, Potenziertes Eigenblut C 5 (→ IMHÄUSER) 1 Tropfen Eigenblut + Bläscheninhalt C 7
Clavicula-Fraktur	Calc-p.
Diarrhoe durch Muttermilch	Aeth. D 4–12 (Nat-c., Sil.)
Ekzem	Strepto-Enterokokken D 20
– mit dicken gelblichen Krusten	Graph. D 12, (Q 6)

– – am Kopf	Lyc. D 12
Erbrechen	Nux-v. D 4–6
	Cupr. D 30 atonisches Erbrechen
	Calc-c. D 30–200 spastisches Erbrechen nach jeder Mahlzeit
	Aeth. D 3 Erbrechen gleich nach dem Trinken in Massen (Unverträglichkeit von Milch)
– nach Ärger der Mutter	Valer. D 2–4
– Nahrung kommt durch die Nase	Gels. D 4
Erbsche Lähmung	Man beginnt mit Hyper. D 6; zeigt sich keine fortschreitende Besserung, geht man auf D 12, dann auf D 30 (1 x täglich), dann auf D 200 (2–4wöchentlich) über, dann auf D 1000 (1 Gabe)
Fontanelle gespannt	Apis D 4 + Solid. D 2
Frühgeburt, Zustand nach	Phos.
Hirnblutung danach	Phos.
Hydrozele	Apis D 4–6
Hydrozephalus	Hell. D 6
	Zinc. D 6–30, Apis D 6–12, Tub. D 30
	Zinc. D 6 + Apisin. D 3 im Wechsel (→ QUILISCH)
	Calc-c. D 6–30, Calc-p. D 6–30
	Luesinum D 30
Hyperkeratosen	→ KENT 575 / II 169
	Sep. D 12 u. a.
Icterus neonatorum	(Licht-Therapie)
	Solid. ∅-D 2, D 3 4 Injektionen
	(Bov., Nat-s. D 12, Sep. D 6), Myric. D 2–4,
	Elat. D 4–6
	Calc-c.
– nach	Agar.
Kephalhämatom	Arn. D 12
Kind lehnt Brust ab	Calc-p. D 6–12
Konjunktivitis	Med. D 30, 1 Gabe, Puls. D 4–12
– durch Luftzug	Acon.

Krämpfe, krampfbereit, eingeschlagene Daumen	Cupr. D 200 (Stry-p. D 12, Cin. D 12, Adon. D 6)
Kryptorchismus	(Leistenhoden) Aur. D 12 + Rhod. D 12 (Lach. links, Apis rechts) (beste Erfolge von Akupunktur)
Liegen, immer nur auf einer Seite	(durch Verrenkung in der HWS) Redressement (→ IMHÄUSER)
Meteorismus	Carb-v. D 12
Muttermilch wird vom Kind verweigert	→ KENT 640 / II 234 Calc-p. D 6–12, Calc-c. D 6–12 (Merc., Bor., Cina, Sil., Lach.)
Nabel, blutender	man gibt einige Tropfen Muttermilch darauf (→ IMHÄUSER)
Nase verstopft	Calc., Aur., Naja, Mag-c.
Nystagmus, choreoforme Zuckungen	Agar. D 30
Ödeme	Apis D 4–6 Solid. ∅-D 2 Sec. D 6 und Hautverfärbung
Ophthalmie	Calc-s. D 6–12
Pemphigoid	s. Bläschen
Plexus-Lähmung	s. Erbsche Lähmung
Pylorospasmus	Nux-v. D 6, Morph. D 6, Apom. D 4
Pylorus-Stenose	Cupr. D 30–200
Pyodermien	Tub. D 200
Rhinitis	Cham. D 4–6–30 Luffa D 6 auch eitriger Schnupfen
– angeboren	Luesinum D 30 (Tub. D 30) 1 Gabe
Röteln – Embryopathie	Plb. D 30
Schiefhals	Redressement in der HWS (→ IMHÄUSER)
Schlüsselbeinfraktur	Calc-p.
Schmierauge	s. Konjunktivitis

„Schniefen"	Luesinum D 30, Lyc., Nux-v., Dulc., Puls., Samb.
Schreier	Nux-v. D 6–30, Lyc. D 6–12, Cupr. D 30, Cham., Coff.
Schwäche, Appetitlosigkeit	Aven. ∅
– Kind hört gleich auf zu trinken	Ars. D 6–12
Singultus	beim Trockenlegen dem Kind sofort eine angewärmte Windel auf den Bauch legen Teucr. D 6 nach Stillen Arn. D 3–4 nach Weinen Aeth. D 3–12 Gastroenteritis
Sklerödem	Apis D 6
Soor	bei Flaschenkindern Milch mit Kalkwasser alkalisieren (→ VOISIN) Natriumbicarbonat, 1 Messerspitze auf die Zunge
Stridor laryngis	Cupr. D 200
Unruhe, Schreien, Aufkratzen, Reiben	Cupr. D 30
Unverträglichkeit	
– von Muttermilch	Aeth. D 3
– von Milch	Calc-c. D 12, Cina D 4
– von Milchfett	Puls. D 4–12
Vigantolschäden	Vigantol D 15
„Wegbleiben"	(Krämpfe, eingeschlagener Daumen) Cupr. D 30–200
Windeldermatitis	Calc-c. D 12 Med. D 30 (evtl. alle 4 Wochen)
Wundwerden leicht	Ign., Cham., Puls., Graph., Sulf.
Zyanose	Cupr. D 200, Laur. D 4 Rasselatmung

Zur *Rachitis-Prophylaxe* sind Vitamin-D-Gaben meist nötig. Man sollte nicht zu hoch dosieren und keine Stöße geben. Durch Gabe von Calc-p. D 6 (2 x tgl. 1 Tbl.), besonders in der Winterzeit, kann man etwa die Hälfte Vitamin D einsparen. Keine Fluor-Präparate in allopathischer Dosierung!

Mamma

→ KENT 639, 660 / II 233, 254, VOISIN 530

Brüste
- Mittelpunkt der Beschwerden   Phyt. D 4–12
- unterentwickelt – klein   → KENT 639 / II 233
  Calc-c. D 12, Graph. D 12
  (Ign., Staph., Sulf., Nit-ac., Carb-v., Phyt. D 4–12, Lac-c. D 4, Lac-d. D 4)
- Berührung führt zu sexueller Erregung   Lac-c. D 15
- Beschwerden allgemein   Orig. D 6, Bufo D 6–12
- Brennen   → KENT 669 / II 263
- Akne-ähnliche Eruptionen zwischen den B.   Aster. D 6–12

Brüste unterentwickelt bei jungen Mädchen   Agn. ∅-D 4, Sabal ∅-D 4

Atrophie der Brüste   → KENT 639 / II 233
- mit welkem Aussehen   Kreos. D 6–12
- mit Erschlaffung, faltigem Aussehen   Con. D 6–12   Schmerzen bei Berührung
- mit Induration   Plb. D 6–30   ohne Schmerzen
  Chim. D 12   schmerzhaft, Knoten, rasche Atrophie
- mit Atrophie der Ovarien   Bar-c. D 6–12
- mit harten Knoten, rascher Atrophie   Iod. D 6   Brüste verkümmern, alle anderen Drüsen sind vergrößert
- mit Schrumpfung, hängen schlaff   Lac-d. D 12–15
- mit kleinen welken und eingezogenen Warzen   Sars. D 12–30
  (Kali. D 6, Nat-m. D 12, Sabal D 2–3, Nux-m. D 6,

Sec. D 6, Nit-ac. D 10, Onos. D 12, Ars-a. D 6, Coff. D 6)

Hypertrophie Calc-c. D 12, Con. D 6, Phyt. D 6

Brüste
- eiskalt, Gefühl dass   Med. D 30
- Fisteln   Sil. D 4–12
  (Hep., Phos., Caust., Phyt., Merc.)
- Gefühl wie nach innen gezogen (linke Brust)   Aster. D 6–12
- Gefühl wie mit einer Schnur zurückgezogen   Croc. D 6, Crot-t. D 6
- hart – Induration – Verhärtung   → KENT 641 / II 235
  Con. D 6–30   mehr rechts
  Sil. D 4–30   mehr links
  Carb-an. D 6, Plb. D 6–30, Graph. D 12, Bar-i. D 6, Clem. D 6, Alumn. D 12
- Hüpfen, Gefühl wie von etwas Lebendigem   Croc. D 6

Induration
- durch Traumen   Con. D 6–12, Bell-p. D 3–6
- ohne Atrophie   Calc-i. D 6   < Berührung < vor Periode
  Phyt. D 6–12   < Berührung < vor Periode
  Calc-f. D 6–12

Jucken, heftiges J. in der Brust
→ KENT 615 / II 209
Cast-eq. D 3
Rhus-t. D 6   abends im Bett

Karzinom   s. Kap. Karzinom S. 227

Narben eitern   Sil. D 4–12
- indurierte N. schmerzen bei feuchtem Wetter   Phyt. D 6

Schwellung
→ KENT 640 / II 234
Urt-u. D 4–12   extreme
Helon. D 3–6   und schmerzhafte Empfindlichkeit (auch B.-Warzen) > straffen BH
Cast-eq. D 3–6   mit heftigem Jucken, schmerzhaft bes. bei Berührung links
Oci. D 6   sehr berührungsempfindlich

Mamma

	Onos. D 30 schmerzhaft, Kleiderdruck unerträglich
	Mosch. D 4 mit dem Eisprung
	Psor. D 30 mit Schmerzen
	Merl. D 4 mit Schmerzen (Psor.)
	(Bell., Bry., Graph., Merc., Phyt., Puls., Acet-ac. D 4–12 schmerzhaft, Aeth. D 4–12 mit lanzinierenden Schmerzen, Cist. D 4)
– links, hart	Arist-cl. D 12, Cist. D 4, Sil. D 6–12, Aster. D 6–12
– nachts und gegen Morgen	Lyss. D 15–30
– mit Milchsekretion	Cycl. D 6–30 bes. nach der Periode
	Asaf. D 4 bei Nichtgraviden
	Puls. D 4 vor der Pubertät

Spannung Oci. D 3–30

Ulzeration Phyt., Sil., Calc-c., Phos., Hep.

Völlegefühl → KENT 618 / II 212

Galaktorrhoe → KENT 640 / II 234
bei Nichtgraviden
Lac-c. D 15   Brüste geschwollen, erschütterungsempfindlich, berührungsempfindlich, Puls.
Cycl. D 12   Brüste hart geschwollen
Phyt. D 1–4, Puls. D 4, Urt-u. D 4, Bor. D 4, Con. D 6, Kali-i. D 6, Cham. D 6, Bell. D 4, Tub. D 30, Calc-c. D 6–12, Pip-n. D 6–12, Lact. D 12, Salv. ∅
Asaf. D 4–12   Milchsekretion bei Hysterischen

– bei jungen Mädchen, kleinen Kindern   Merc. D 12

– in der Pubertät   Pip-n. D 6–12
Puls.

Schmerzen, Mastodynie → KENT 660, 694, 696 / II 254, 288, 290
Aster. D 6–12   ausstrahlend bis zum kleinen Finger, juckend, schneidend, lanzinierend < Bewegung, < Kälte, < vor der Periode (links)
Bell-p. D 3–6   < Berührung
Bry. D 2–12   < durch Druck, < durch Bewegung

Calc-c. D 6–30   geschwollen, hart
Calc-f.
Calc-i. D 6–12   < durch Bewegung der Arme
Cast-eq. D 3–6 Tbl.   Schwellung, Jucken, Empfindlichkeit bei Berührung
Con. D 6   Brüste empfindlich, besonders nach Traumen
Follikulin D 12–30   1 Gabe am 14. Tag, besonders in der Pubertät
Lac-c. D 12–15   < Erschütterung
Phyt. D 3–12   < Bewegung, < Kälte
Puls. D 4–12

Weitere Mittel

Lac-ac. D 6   Schmerzen links, ausstrahlend zur Hand, Axillardrüsen
Arist-cl. D 12   Schmerz und Härtegefühl in der li. Brust < vor der Periode
Bell. D 4–12   klopfend, durch Erschütterung, Bor., Bufo
Carb-an. D 6   stechend, Erweiterung der Mamma-Venen
Cham. D 4–30   zum Uterus ausstrahlend
Cimic. D 4–6   meist links
Clem. D 3   nachts, juckend, < Berührung
Com. D 3   pulsierend, < Wärme, < Ruhe < nachts < Husten < Berührung
Crot-t. D 6–12   zum Rücken ausstrahlend, Schmerzen wie Strang zur Achselhöhle, Bor. D 3, Cham. D 4–30
Cycl. D 6, Dulc. D 4
Helon. D 2–4   Warzen empfindlich
Hydr. D 4–6
Kali-p. D 6   Stiche
Lil-t. D 6   links
Lyc. D 6–12, Merc., Med.
Lith. D 4–12   ausstrahlend in den (rechten) Arm
Merl. D 4–6   Schmerz und Schwellung
Murx. D 4–30   Schmerzen linke Brust und rechtes Ovar und umgekehrt > durch Druck, Merc. D 12, Med. D 30
Onos. D 3–12   links, Gefühl wie geschwollen

Pall. D 12 stechend, rechts, Plb. D 6
Par. D 4–6 Schmerzen wie Strang zur Achselhöhle
Phel. D 2–4 schneidend < Bewegung
Prun. D 2–4 Schmerzen bei tiefem Atmen
Sabal D 1–4 < nach den Mahlzeiten, **Sil.** D 4, 6,
Sulf. D 12, Tub.
Zinc. D 6–12, Rhus-t. D 30, Phos. D 12

Schmerzen – Art
- bohrend → KENT 667 / II 261
- brennend → KENT 669 / II 263
- drückend → KENT 671 / II 265
- geschwürartig Calc-c. D 6–12
- klopfend Com. D 6 < Berührung, Wärme, Husten
- krampfartig Lil-t. D 6–12
- Neuralgie linke Mamma und Arm Aster. D 6, Brom. D 6
- reißend → KENT 674 / II 268
- schneidend → KENT 677 / II 271
- stechend → KENT 683 / II 277
  Pall. rechts
  Phel.
- wehtun → KENT 690 / II 284
- wund → KENT 694 / II 288
- ziehend → KENT 696 / II 290

Schmerzen vor der Periode → KENT 661 / II 255
Lil-t. D 4–30 mehr links, Herzbeschwerden, Milchfluss, scharfe Schmerzen
Lac-c. D 12–15 < durch Erschütterung, sehr berührungsempfindlich vor und bei der Periode, Völlegefühl mit Milchfluss, Blasenbeschwerden, Periode stark, gussweise < abends
Con. D 4–6–12 < Erschütterung, Gehen, Brüste vergrößert und schmerzhaft (Periode verspätet, schwach)
Puls. D 4–6 Ziehen und Spannen
Calc-c. D 6–12, Calc-f. D 6–12, Aster. D 6–12
(Kali-c. D 4–12, Nux-v. D 6, Phyt., Sang. D 4,

	Spong. D 4, Sil. D 6, Tub. D 30) Kali-s. < Berührung
Schmerzen bei der Periode	→ KENT 694, 661 / II 288, 255 *Phyt.* D 12 < durch Kälte, < durch Erschütterung *Lac-c.* D 15–30 < durch Erschütterung, Aufregung; Schmerzen schon durch eigenes Gewicht Helon. D 2–3 wie zusammengeschnürt (Lact. links), geschwollen, Warzen empfindlich gegen Kleiderdruck (wie wund); auch Uterus schmerzhaft gefühlt Calc-c. D 6–12 und Brust vergrößert Con., Phos., Thuj., Sang. Merc. schmerzhaft geschwollen Helon. wund Zinc., Puls., Berb., Croc., Graph., Cocc., Dulc., Murx.
Schmerzen nach der Periode	Berb. D 4, Cimic. D 4–12 Cycl. D 12 Schwellung und Verhärtung
Schmerzen bei tiefem Atmen	Prun. D 4–6
Schmerzen nach Traumen	*Bell-p.* D 2–5 Schmerzen < bei Berührung, venöse Stase Con. D 6 bei folgender Verhärtung
Schmerzen beim Stillen	s. Kap. Wochenbett, S. 155
Brust empfindlich bei Berührung	Sang. D 6–12 Periode zu früh, zu stark, hell, übelriechend, Basilic. D 6 mit Schwellung Sep. D 6–12 > durch Draufliegen, < durch Liegen auf der anderen Seite Con. D 6–30 empfindlich gegen Kleiderdruck Basilic. D 3–30 mit Schwellung
Mastopathie	Phyt. D 4–12, Arist-cl. D 12, Aster. D 6–12, Cast-eq. D 3 Tbl. Calc-f. D 6 Fibrosen, hart Sil. D 4–12 chronische Knotenbildung Sel. (Con., Sabal, Follikulin D 15–30 bei Mastopathia cystica)
Brustwarzen	→ KENT 625, 639 / II 219, 233 Brustwarzenschmerzen

– Hyperästhesie	Lil-t. D 6–12
– Jucken	→ KENT 615 / II 209
	Agar. D 6, Cast-eq. D 6, Con. D 6, Sep., Sulf., Graph., Petr., Hep., Ant-c., Zinc., Stann. Form-ac.
– Sexuelle Erregung an den Brustwarzen	Murx. D 4–30, Orig. D 6
– Schrumpfung der Brustwarzen, Atrophie	Sil. D 4–12 Sars. D 2–12 klein, eingezogen (Cave Karzinom!) Nux-m. D 6 (Iod.)
– empfindlich	→ KENT 661 / II 255 Cast-eq. D 3–6 Rhagaden, wund, Schwellung mit heftigem Jucken, Geschwüre Arn. D 3–6 wund, empfindlich Helon. D 2–3 empfindlich gegen Kleiderdruck, empfindlich **bei** Periode Cham. D 4, 6–30 überempfindlich Oci. (Basilic-alb.) D 3–30 schmerzhaft bei geringster Berührung Berb. D 4 nach der Periode
– Schmerzen	→ KENT 661 / II 255
– – brennend	→ KENT 669 / II 263 Hydr. D 6–12
– – stechend	→ KENT 684 / II 278
– – wund	→ KENT 694 / II 288
– – bei Berührung der Kleider	Cast-eq. D 3 Tbl. Crot-t. D 6, Con. D 6
– – bei der Periode	Helon. D 3–6
– – nach der Periode	Berb.
– – ziehend	→ KENT 696 / II 290

Weitere Mittel

Agar. D 6   Brennen, Jucken (beim Stillen) (Ars., Crot-t., Sulf.)
Con. D 6–30
Conv. D 6   scharfer Schmerz links
Crot-t. D 6   wie mit Schnur zurückgezogen, wenn Kind angelegt wird
Lac-c. D 12–30
Med. D 30
Murx. D 4–30   Schmerz links und rechtes Ovar (und umgekehrt)

	Pall. D 12 Schmerz rechte Brust in der Nähe der Warzen und linkes Ovar
	Phel. D 6 durchbohrender Schmerz beim Stillen
	Phyt. D 12
	Sil. D 6–12 Schmerzen und Brennen
	Tub-d. D 30
	Ust. D 4–6 Schmerzen links und linkes Ovar (Graph., Hep., Calc-p., Lach., Ap-g., Nux-v, Rat., Orig., Cist.)
– unempfindlich	Sars. D 6
– Fissuren, Rhagaden	→ KENT 640 / II 234
	Arn. D 4–6–30
	Agar. D 6
	Phyt. D 6 starker Schmerz beim Stillen
	Graph. D 8–12
	Cond. D 6 keine Schmerzen
	Phel. D 12 starke Schmerzen < beim Stillen
	Sep. D 6
	Nit-ac. D 6 Splitterschmerz

Weitere Mittel

	Cast-eq. D 200, Sil., Paeon., Rat. (juckend), Petr., Con., Crot-t., Ger., Caust., Sulf., Hydr. D 6, Schmerzen brennend (Exkoriation)
– Krämpfe	Cham. D 6–200
– mehliger Belag	Petr. D 8–30 juckend
– blutende Warzen	Bry. D 2–6
	Nit-ac. D 6
	Sep. D 6
	(Sulf., Ham., Lyc., Merc.)
– Ekzem	→ KENT 625 / II 219
	Graph. D 8–12 Krusten
	Sars. D 6
	Caust. D 6–12 Bläschen-Ausschlag, und am Warzenhof
	Sulf. D 12, 30
– Sexuelle Erregung	Orig. D 6–12 Reizung der Warzen mit starkem Juckreiz und sexueller Erregung
– vergrößert und verhärtet	Carb-an. D 6–12

– Wundheit der Warzen	→ KENT 641 / II 235
	Caust. D 6, Phyt. D 6, Arn. D 3, Hydr. D 4–6
	Eup-a. D 6 schmerzhaft entzündet bei nervösen Frauen
	(Fl-ac., Nit-ac., Merc., Sep.)
– Trockenheit	Cast-eq. D 3–12
– Schwellung	→ KENT 641 / II 235
	Merc-c. D 6
	Lach., Cham., Lyc., Phos., Sulf.
– Ulzeration	Cast-eq. D 3–12
	Calc-c., Sil., Merc., Cham., Sulf.
– Epitheliome	Cond. D 3 brennend, ulzerierend

Brustmuskel
(M. pectoralis)

– Krampf	Cimic. D 4–6 Schmerzen links
– Schmerzen	Arist-cl. D 12, Bry., Merc., Rhus-t.

Mastitis

→ KENT 620 / II 214

Die homöopathische Behandlung der Mastitis, auch wenn diese sehr heftig ist und mit hohem Fieber einhergeht, sollte immer zum Erfolg führen, sofern sie früh genug einsetzt. Sind schon zentrale Nekrosen da und beginnende Abszessbildung, ist nach den Regeln der homöopathischen Abszessbehandlung zu verfahren. Während dieser Behandlung können – im Unterschied zur antibiotischen Behandlung – die Kinder weiter gestillt werden.

Phyt. D 12	hart, heiß, geschwollen, Schmerzen < durch Bewegung, durch Kälte; Fieber, Kopf- und Rückenschmerzen; beim Stillen Schmerz durch den ganzen Körper
Lac-c. D 15–30	sehr empfindlich besonders bei Erschütterung, < durch Erschütterung, oft durch Gehen, < durch Kälte
Bry. D 8–12	wenig rot, Brüste steinhart, schwer, sehr berührungsempfindlich, < durch Bewegung > lang anhaltenden Druck
Bell. D 6	klopfende Schmerzen (evtl. + Phyt. D 12 + Echi. D 4) Haut feucht, Schwitzen, Hautrötung
Cist. D 8–12	hart, entzündet, Schmerz, Axillardrüsen, Eiterungsneigung, < Kälte, Berührung

Man kann 2 oder 3 Mittel als Mischinjektion geben, wenn die Symptome nicht auf ein bestimmtes Mittel hinweisen.

Beispiel:
Phyt. D 12 + Echi. D 4 + Hep. D 200 (letzteres nur einmal)
oder bei septischer Tendenz:
Lach. D 12 + Echi. D 4 + Pyrog. D 15–30

Weitere Mittel

Acon. D 4–30	durch kalten Luftzug entstanden als Mittel im 1. Stadium
Acon-l. D 12	indurative Mastitis
Anthr. D 12	Infiltrat
Apis D 4–6	Ödem

Mastitis

Arist-cl. D 12	
Bell. D 4–6	
Bell-p. D 4–6	subakut bis chronisch, **nach Verletzungen**
Calc-f. D 6	entzündliche harte Knoten
Cham. D 4–30	
Clem. D 8–12	zuckende Schmerzen
Con. D 6	
Crot-t. D 6	
Ferr-p. D 6 + Nat-p. D 6	im Wechsel bei Fieber
Hep. D 30–200	< durch Kälte, Berührung
Hep. D 3–4 Tbl.	bei beginnender Einschmelzung (Myris.)
Kali-c. D 4–6	Schwellung, Stiche, Milchknoten
Lach. D 12–15	livide Verfärbung
Merc. D 6–12	< nachts (Schweiße) < durch lokale Wärme
Phel. D 3–6	Schmerz zwischen den Saugakten (Stiche), beginnende Mastitis
Phos. D 6–12	bei beginnender Eiterung
Puls. D 4–6	bei Mumps
Sil. D 12	(evtl. + Calc-s. D 3–6, wenn Eiter fließt) alte Mastitis

Staphylococcinum D 30

Neigung zu Eiterung   Hep. D 3, 4, Phyt., Merc., Cist., Myris.
Kali-m. D 2, 3   im Beginn und auch später, wenn Infiltrat bleibt
Calc-c. D 200   nach Eiterung bleiben tiefe Infiltrate zurück
Myris. ∅   eitrige Einschmelzung, „das homöopathische Messer"

Subakute Mastitis   Clem. D 3   < nachts, Induration, keine Eiterung
Kali-m. D 4–6
Aster. D 6–12   entzündliche Schwellung (rechts) mit Induration
Merc-i-f. D 6   Schmerzen < nachts, < i. d. Wärme

Chronische Mastitis   Tub. D 30

Mamma-Tumoren – Brustknoten

→ KENT 639 / II 233 – Knoten 641 / II 253 – Schmerzen 660 / II 254,
VOISIN 638

Mamma-Karzinom	s. Kap. Karzinom S. 227 Unter den nachfolgend aufgeführten Mitteln sind auch solche, die bei inkurablen Karzinomen bzw. Rezidiven in Frage kommen können.

Tumoren
- gutartige Tub.
- schmerzhafte Phyt. D 4–12   Schmerzen < durch Kälte, keine Abmagerung, kaum Lymphknoten, livide Hautverfärbung

- teils schmerzhaft, teils nicht schmerzhaft

  Con. D 4–12   *Fibrose* (Karzinom-suspekt!), atrophische, schlaffe, geschrumpfte Brüste, oft schwächliche Frauen, Unverträglichkeit von Kälte, Schmerzen stechend
  Carb-an. D 6–12   violette Gefäßzeichnung, frostige, schwache Frauen, brennender oder stechender Schmerz, < durch kalte Luft (besonders rechts)
  Bad. D 6–12   magere, frostige Frauen, Schmerzen < durch Berührung (Kleider)
  Hydr. D 6–12   *Fibrome*, magere Frauen, atrophische Brüste, schmerzhafte Fissuren – ähnlich Clem. (evtl. mit Con. kombiniert zu geben), eingezogene Warzen
  Brom. D 6–12   (linksseitig), Unverträglichkeit von Wärme, > am Meer, Schmerzen stechend, isolierte harte Knoten
  Alum. D 3–30   Neigung zu Verhärtung der Brustdrüsen (Con., Carb-an.)
  Merc-i-f. D 6   Schmerzen < Wärme, < nachts; Lymphdrüsen, Schweiße, Magenstörungen

- nicht schmerzhafte Calc-i. D 4–12   (ähnliche Silicea) *Adenome*, Zysten, gut verschieblich; Schmerzen < bei Berührung, durch Wärme, vor der Periode, durch Bewegung der Arme (bei einer 31jährigen Frau bildete sich eine enteneigroße Zyste in 1/4 Jahr zurück und kam nicht wieder)

Calc-f. D 6–12   harte Tumoren (multipel), Venenzeichnung
Sil. D 6   chronische Mastopathie, harte Knoten (links)
Graph. D 6–12   suspekte Knoten (entsprechende Konstitution!)
Ars-i. D 6–12   harte Knoten mit Retraktion der Warzen, Karzinom
Sep. D 6–12   Adenome, Fibrome
Iod. D 8–12   atrophische Brüste, Unverträglichkeit von Wärme, unruhige Frauen
Follikulin D 15–30   Zystenbildung
Sulf-i. D 4–6   Knoten, Fibrome im Klimakterium
Chim. ⌀   sehr große Brüste mit Tumorbildung, Fibrome, Karzinome, Tumoren hart und groß, blutend
Alum. D 6–12   Neigung zu Verhärtung (Carb-an., Con.)
Murx. D 6–30   gutartige Tumoren, bei Periode schmerzhaft
(Arn., Calen., Arist-cl., Cast-eq., Tub., Thyr. D 2)

– weiche Tumoren

Kali-m. D 6   berührungsempfindlich (leicht entzündlich), leichte Schmerzen
Lap-a. D 2–6   elastische Konsistenz

Präkanzerose

(empfohlen werden auch Hochpotenzen, am besten bei abnehmendem Mond gegeben)
Plb-i. D 8–12   Neigung zu Entzündung, schwache, magere Frauen; Schmerzen < bei Berührung
Sep. D 6   Adenome, Fibrome
Berb-a. D 1
Calc-i. D 6   s. „nicht schmerzhafte Tumoren"

Weitere Mittel

Cist. D 6–12   Neigung zu Entzündung und Lymphknoten (mehr links); hart, empfindlich gegen Berührung und Kälte
Aster. D 8–12   (linksseitig, Schmerzen ziehen gegen den linken Arm), verbackene Haut, Lymphknoten, < nachts, vor der Periode **(Karzinom),** < Bewegung, < Kälte, Retraktion der Warzen

Clem. D 8–12 stechend, sehr berührungsempfindlich, ausstrahlende Schmerzen, < nachts

Merc-i-r. D 6–12 rechtsseitig, Neigung zu Entzündung mit Lymphknoten; mager, allgemeine Schwäche, atrophische Brust, Schmerzen < durch Wärme, < nachts

Sil. D 4–12 Fibrosen mit entzündlichen Veränderungen, harte Knoten (links)

Phyt. mit Schmerzen in den Warzen

Organ-Erkrankungen

Es sei nochmals besonders auf die Notwendigkeit einer genauen Diagnostik hingewiesen.

Allgemein

Geruch, übler
- aller Absonderungen im Bereich des weiblichen Genitale   Nit-ac. D 6, Carb-ac. D 6, Sep. D 6–12, Nux-v. D 6, Kreos. D 4
- Fischlake-Geruch   Med. D 30 , Thuj. D 4
- übelriechende Genitalschweiße   Merc. D 12

Ohnmacht bei gynäkologischer Untersuchung   Mosch. D 3–12, Plat. D 6–200

Urethra

Urethra, Mündung   → KENT 1821/ III 687
- Brennen   Clem. D 3, Staph. D 4
- Ektropium, Karunkel   Caps. D 6–30 (bewährt!) (Apis, Cann., Eucal.)
- empfindlich   → KENT 1844/ III 710
- Entzündung   → KENT 1827/ III 693
- gerötet   Sulf. D 12 → KENT 1827/ III 693
- Prolaps nach Wasserlassen   Cann-s. D 4–6
- Tumoren   → KENT 1827/ III 693
- Ulkus   Nit-ac. D 6, Merc-c. D 6 (Abrot., Lac-c.)

Äußeres Genitale

Mons veneris, stechender Schmerz	Paraf. D 3–6
Hypogenitalismus	Calc. D 12–30
Vulva, äußeres Genitale	→ KENT 1887/ III 753 Die meistindizierten Mittel sind Mercurius und Sepia
– Abszesse	Apis D 4, Bell. D 4–6, Hep. D 4–200 Merc. D 6–12, Sep. D 6–12, Puls. D 3–6
– – die nicht heilen wollen	Sil. D 4–12
– Ameisenlaufen	Plat. D 6–200, Elaps D 12–30
– Ausfall der Schamhaare	Nat-m. D 6–12, Nit-ac. D 6–12
– Ausfall der Schamhaare und Augenbrauen	Hell. D 6
– Berührung führt zu Vaginismus, Nymphomanie	Lyss. D 12
– – extrem empfindlich gegen B.	Plb.
– – B. führt zu sexueller Erregung	Lac-c. D 12–30
– Bläschen, Ausschlag	Rhus-t. D 6, Sep. D 6–12, Graph. D 8–12
– Brennen	Sulf. D 12, Canth. D 6, Graph. D 8–12, Sep. D 12, Kreos. D 4–6, Rhus-t. D 6, Merc. D 12
– empfindlich, überempfindlich	Plat. D 6–30, Staph. D 4–30, Zinc. D 12–30, Murx. D 6–12 Tarent.
– – < hinsetzen	Berb., Kreos.
– – und Vagina	Plb. D 6–30
– Empfindungslosigkeit der Genitalschleimhäute (führt zu mangelhafter Befriedigung)	Kali-br. D 6–12
– Entzündung **akute Vulvitis** (Diabetes?)	**Sulf.** D 6–12 Hauptmittel auf Diagnose Nit-ac. D 6–12, Thuj. D 4–12, Graph. D 8–12
	Weitere Mittel Sep. D 6–12 follikulär

	Dulc. D 4–6 follikulär
	Apis D 4–6 starkes Ödem
	Nat-m. D 4–6 Vulva wund
	Cann.-s. D 6 sexuelle Erregung
	Kreos. D 4–6 übelriechender Fluor
	Kali-bi. D 6–12 Schwellung, Jucken, Pusteln, Ulzera
	Helon. D 1–6 intensiv mit Jucken und Hautabschilferung
	Canth. D 4–12 Brennen und Jucken, schleimiger Fluor
	Merc. D 4–6 Brennen und Jucken mit Ulzerationen (< nachts)
	Merc-c. D 6 Entzündung mit Jucken
	Xero. D 12 mit schrecklichem Jucken
	Chim. D 2–6 Labien entzündlich geschwollen
	Puls. D 4–6 bei jungen Mädchen
	Oci. D 6, Til. ∅-D 12, Rhus-t. D 4–6, Acon. D 4–6, Moni. D 30
– Entzündung, **chronische Vulvitis** (Diabetes?)	Merc. D 6–12, Sep. D 6–12, Thuj. D 4–6, Med. D 20–30, Kreos. D 4–6 Hydr. D 4–6 auch lokal Pinselung mit D 1–2 Puls. D 4–12, Calc-c. D 6–12, Cop. D 3–6, Moni. D 30
– Ekzem	→ KENT 1887/ III 753
	Graph. D 8–12
	Moni. D 30
	Sep. D 6–12 feucht
	Crot-t. D 6 nässend
	Rhus-t. D 6–12 Bläschen
	Arist-cl. D 12 nässend, Pruritus
	Petr. D 12 < im Winter
	Plb. D 12
– Erosionen	Merc. D 12 (vulvovaginal)
– Erysipel	Rhus-t. D 6, Apis D 4
– feucht (und wund)	Petr. D 8 auch Gefühl, als ob feucht Eup-pur. D 4–6
– Fisteln	Sil. D 4–12
– geschwollen s. auch Ödem	→ KENT 1888/ III 754 Oci. (Basilicum) D 3–30, Paeon. D 2–3, Nit-ac. D 6–12, Ars. D 6 (Rhus-t., Puls., Kreos., Senec.)

Äußeres Genitale

– – und Aphthen	Carb-v. D 6–12
– – rot, Schmerz beim Sitzen	Coll. D 3–6
– – Gefühl der Schwellung von Labien und Klitoris	Coll. D 3
– Herpes (et vaginae)	→ KENT 1887/ III 753 Petr. D 8, Sep. D 12, Rhus-t. D 12, Sars. D 12, Dulc. D 4–6, Rob. D 6, Vac. D 20, Maland. D 20, 30 (Dulc. D 4–6, Tell. D 6, Nat-m. D 12)
– Herpes durch jede Erkältung	Dulc. D 4–6
– Vulvitis herpetica	Xero. D 6–12
– Herpes praeputialis	Merc. D 12, Chr-ac. D 6–12
– Kälte	Plat. D 6–12
– käsige Ablagerungen	Helon.
– Kondylome (Feigwarzen)	→ KENT 1887, 577/ III 753, II 171 Nit-ac. D 6 blumenkohlartig am Übergang von Haut zu Schleimhaut Thuj. D 4 Sycosis Sabin. D 4 blutend Med. D 20–30 Sycosis (auch zusätzlich 1 Gabe)

Weitere Mittel

Calc-c. D 6–12
Cinnb. D 6   rot, leicht blutend
Coc-c. D 2–3   mit reichlich Schleim und Urethritis
Euphr. D 4–12   juckend, häufige Gaben
Hep. D 6–30, Kali-i. D 2–3
Lyc. D 6–12   gestielt, trocken, juckend, evtl. auch impetiginisiertes Ekzem mit Jucken und Bläschen
Merc. D 6–12   lymphatisch
Nat-s. D 12   weich, rot, fleischig
Phos. D 6–12   bluten leicht
Sabin. D 4   juckend, schmerzhaft, blutend (und anal)
Sars. D 2–6
Staph. D 4–12   fadenförmig (und anal)
Tarent. D 12   Vulva trocken und heiß, viel Jucken

– Kraurosis	Moni. D 30, Con. D 6, *lokal* Hydr. D 1, Conium-Salbe, s. a. Pruritus vulvae
– Neigung, die äußeren Genitale zu berühren	Hyos. D 30, Zinc. D 30, Bufo D 12
– Ödem, s. auch V. geschwollen	Apis D 4 > kaltes Wasser Merc. D 12, Nit-ac. D 6–12, Chin-s. D 6, Iod. D 6–12
– Papeln, Pusteln	Sep. D 6–12, Graph. D 12, Carb-ac. D 6
– Pickel	→ KENT 1887/ III 753
– Pruritus vulvae	→ KENT 1889/ III 755, VOISIN 483 (Soor? Trichomonaden? Diabetes?)

Sulf. D 6–12   Rötung der Körperöffnungen
Sul-ac. D 6–12   heftig, im Klimakterium, bei Diabetes
Mez. D 4–6
Sep. D 12   Trockenheit der Vagina, Abneigung gegen Koitus
Alum. D 4   reichlich Fluor mit Brennen, P. v. senilis
Calad. ∅-D 3   große sexuelle Erregbarkeit, Nymphomanie, Gravidität, Klimakterium, < Bettwärme (mit P. vaginae), nicht berührungsempfindlich
Ambr. D 1–3   unerträglicher P., überempfindlich, Fluor, schlaflos, Pat. will allein sein
Con. D 6   auch lokal als Conium-Salbe „DHU"; lokal wirken Molkebäder sehr gut, besonders auch bei Craurosis vulvae
Ars. D 6–12   (evtl. im Wechsel mit Thuja D 4)

Weitere Mittel

Nit-ac. D 4–12   kalte Haut, wund, Ulzeration,
Am-c. D 4
Arist-cl. D 12   libidinös, mit nässendem Ekzem
Arund. D 6   mit sex. Erregung
Aur. D 12
Aur-m.   sykotisch
Bor. D 4–30   mit Vulva-Ekzem
Calc-c. D 6–12   Jucken und Brennen < vor und nach der Periode
Canth. D 6

Carb-v. D 6–12   Aphthen, Varicosis vulvae
< feuchtwarmes Wetter
Coff. D 6   Vulva und Vagina überempfindlich
Coll. D 6   Stauungen im kleinen Becken
Colch. D 4–6   Schmerzen beim Hinsetzen
Dol. D 2–3
Fago. D 4–12   < in der Ruhe
Graph. D 10
Grat. D 3–6   Pruritus vulvae et vaginae
Helon. D 2–6   reichlich Fluor, Periodenstörungen, Schwäche, „Hausputzfieber"
Hep. D 6–12   < Menses
Hydr. D 2–30   sexuell übererregt (D 1 auch lokal!)
Hydrc. D 3   (Pruritus ani)
Ign. D 4–12   Kummer, psychische Erregung, widersprüchlich
Kali-bi. D 6–12   mit Ulzerationen, starkes Brennen mit Erregung, < warmes Wetter
Kali-br. D 6–12   sexuell übererregt
Kali-c. D 4–12   mit Pruritis univ. bei Periode
Kali-i. D 6–12   Jucken und Brennen
Kreos. D 4–6   > warme Anwendungen, ätzender Fluor
Lil-t. D 2–6   Fluor wässrig, gelb, scharf, stinkend (bei Trichomonaden D 2–3)
Luesinum D 30   mit Ulzeration
Lyc. D 6–12
Med. D 30   allein oder zusätzlich als Zwischengabe
Merl. D 4–6   (et ani) < bei Miktion
Merc. D 6–12   Ulzerationen, wund (mit Zystitis)
Moni. D 30   (Nosode alle 4 Wochen 1 Gabe!) Kraurosis
Mosch. D 2–6   sexuell übererregt, Wundheit der Labien, erschöpfte Nymphomanin, Weinen bei Musik
Murx. D 6–12   mit sex. Erregung
Nat-m. D 6
Orig. D 8   mit sex. Erregung u. Brustschmerzen
Petr. D 6–8   < im Winter
Plat. D 6–12   hochmütig, gesteigerter Sexualtrieb

	Plb-ars. D 12 bei mageren Alten, chronische Pruritus vulvae
	Psor. D 15–30
	Rad-br. D 30
	Rhus-t. D 4–12
	Sabin. D 4 Ulzerationen
	Sil. D 6–12 Ulzerationen
	Tarent. D 6–12 trocken, heiß, nach Periode
	Thuj. D 4–12 Genitale empfindlich, wund, Jucken und Brennen (dazu Medorrhinum D 30 als Zwischengabe)
	Urt-u. D 3–6 mit Stechen und Ödem
	Viol-t. D 3
	Xero. D 6–12 mit sex. Erregung < heiße Feuchte
	Zinc. D 6–12 mit sex. Erregung > heiße Feuchte
– – an Vulva, Damm und After	Agn. D 3–6, Cop. D 2–6
– – zwischen den Labien	Sulf. D 6–12, Kreos. D 4–6
– – lokale Anwendung von H_2O_2 1:12, Molke-Umschläge	
– Pulsieren, Klopfen	→ KENT 1890/ III 756 Bell., Calc-p., Lac-c., Coc-c.
– Reiben der Schenkel beim Gehen führt zu sexueller Erregung	Lac-c. D 12–30
– Risse	Nit-ac. D 6 (Graph. D 8–12, Carb-v. D 6–12)
– Schmerzen stechend	Bor. D 3–6
– schmerzhaft, überempfindlich	Plat. D 6–12 kann keine Binde tragen Sep. D 6–12 Abneigung gegen Koitus
	Weitere Mittel
	Murx. D 4–12 sexuell übererregt
	Thuj. D 4–6, Coff. D 6, Berb. D 4, Kreos. D 4–6, Merc. D 6–12, Staph. D 4
– Schweiße	Merc. D 6–12, Sulf. D 6–12, Thuj. D 4–6
	Dios. D 6 (stark riechend)
	Weitere Mittel
	Lyc. D 6–12, Calc-c. D 6–12, Sil. D 4–12, Petr. D 8,
– Schwellung	s. Vulva geschwollen

Äußeres Genitale

– trocken und heiß mit viel Jucken	Sep. D 6–12, Nat-m. D 6–12 Tarent. D 12–30 besonders nach der Periode
– Ulcera	→ KENT 1887 / III 753 Nit-ac. D 6–12, Kali-bi. D 6, Merc. D 6–12, Sep. D 6–12 (Petr. D 8, Ars. D 6, Bell. D 4–6, Luesinum D 30, Sil. D 12, Alum. D 6)
– Ulcera, chronische	Sars. D 12, Fuli. D 12
– Ulkus auf den Labien (Karzinom)	Luesinum D 30, Nit-ac. D 6 (Graph. D 8–12, Ars. D 6, Aur-m-n. D 4)
– und Vagina überempfindlich	Plb. D 6–12
– – überempfindlich und wollüstiges Jucken	Coff. D 6
– Varizen	Carb-v. D 6–12, Calc-c. D 6–12, Calc-f. D 6–12, Lyc. D 6–12, Thuj. D 4, Ham. D 2, Nux-v. D 6, Zinc. D 6–30
– Vulvovaginitis infantum (Gonorrhoe?)	Calad. D 4
– Warzen	Sabin. D 4, Aur-m. D 6
– Wundheit, Exkoriation	→ KENT 1888/ III 754 Thuj. D 4–30, Nit-ac. D 6–12 (Calc-c., Merc., Sep., Kreos.) Petr. D 8 feucht
– um die Vulva Pusteln und blutiger Eiter	Carb-ac. D 6–12

Labien

– und Vagina-Brennen	Carb-an. D 2–6
– Vagina und Klitoris, Gefühl wie geschwollen	Coll. D 3
– stechender Schmerz	Oci. D 6–30
– an den großen L. warzenförmiger Ausschlag (Kondylome, s. dort)	Goss. D 2–6
– Nymphomanie	Calad. D 1–3, Plat. D 6–12, Murx. D 4–6, Lil-t. D 4–12, Phos. D 6–12

Weitere Mittel

Fl-ac. D 6–12, Calc-p. D 6, Canth. D 6,

	Gratiola D 4–6,
	Hyos. D 6, Lach. D 12, Rob. D 4–6, Stram. D 6
	Tarent. D 12–30 mit Schwellung
	Verat. D 6
Bartholinitis	Hep. D 30–200 im Beginn
	Hep. D 3–4 bei Eiterbildung
	Merc. D 6
– subakut	Merc-bi. D 6
– rezidivierend	Thuj. D 4, Med. D 30 als Zwischengabe
Damm	
– Gefühl, als ob man auf einem Ball sitzt	Cann-s. D 6–12, Chim. D 1–6
– Ekzem	→ KENT 1765/ III 631
– Herpes	Petr. D 8–12, Nat-m. D 12, (Kali-c., Tell.)
– Jucken	→ KENT 1759/ III 625
– schmerzt	→ KENT 1773/ III 639
Schmerzen im ganzen D.	Sanic. D 6–30
	Thuj. D 4–12 beim Aufstehen vom Sitzen
– Schrunden	→ KENT 1766/ III 632
	Thuj. Rad., Sep., Petr., Hydr.
– Schweiß	→ KENT 1765/ III 631
	Hep. D 6–12 und Anus
– Stiche gegen Anus und Genitale	Bov. D 6
– Wundheit	→ KENT 1766/ III 632
	Graph., Lyc., Sulf.
– – und zwischen den Schenkeln	Merc. < schwitzen, übelriechende Genitalschweiße
Klitoris	
– Gefühl von Auftreibung	Bor. D 3
– Schmerzen, stechend (nachts)	Bor. D 3–6
– – heiß, brennend, wie glühender Wurm	Canth. D 6
– – wie geschwollen (und Vagina und Labien)	Coll. D 3

Anal-Erkrankungen

Anal-Erkrankungen interessieren den Gynäkologen wegen der nahen Nachbarschaft, der Kombination mit gynäkologischen Erkrankungen. Schließlich gehört die rektale Untersuchung zumindest bei älteren Frauen immer zur gynäkologischen Untersuchung.

Rektale Untersuchung schwierig, wegen Sphinkterverkrampfung	Bell. D 4
Anus	→ KENT 1757/ III 623
– Abszess	Calc-s. D 6, Hep. D 4, Merc. D 12
– Periproktitischer Abszess	Calc-f. D 6
– Abszess unter dem Steißbein	Paeon. D 2–4
– Aphthen	→ KENT 1762/ III 628 Sul-ac., Nit-ac., Mur-ac., Merc., Bor.
– Blutung aus dem A.	Hir. D 6 Cob. D 12 nicht bei Stuhlgang
– Druckgefühl im A. und Rektum	Con. D 6–12
– Epitheliom	Cond. ∅–D 30 Fissuren
– entzündet, rot	Zing. D 3–6
– Ekzem	→ KENT 1765/ III 631, AHZ 1963, 334 Petr. D 8, Graph. D 12 Luesinum D 30 seltene Gaben
	Weitere Mittel
	Mur-ac. D 6–12, Alum. D 30, Ars. D 12, Anac. D 6–200, Berb. D 3, Thuj. D 12, Lyc. D 6–12, Mag-s. D 6–12, Nat-m. D 6–12, Med. D 30 Sanic. D 30 Stuhl schlüpft wieder zurück
– Empfindungen	→ KENT 1757/ III 624
– feucht	→ KENT 1764/ III 630 Sep. D 6–12 Med. D 30 seltene Gaben (Calc-c., Hep., Sil., Nit-ac., Anac.)
– Fissur	→ KENT 1762/ III 628

Tub. D 200　　1 Gabe
Nit-ac. D 6–12　Splitterschmerz
Petr. D 8
Sep. D 6–12
Thuj. D 4–6　　nässend
Nat-m. D 6　　bei hartem, knolligem Stuhl
Med. D 30　　seltene Gaben

Weitere Mittel

Fl-ac. D 6–12, Alum. D 6–30, Ars. D 6–12, Calc-fl. D 6–12, Caust. D 4–6, Cond. D 1–12, Graph. D 8–12, Hydr. D 2–4, Ign. D 6, Merc-d. D 6
Paeon. D 3　　nass, schmerzhaft, wund, Hämorrhoiden
Plb. D 6–12, Phos. D 6–12
Rat. D 6–12　　sehr schmerzhaft, evtl. auch Ratanhia-Salbe lokal
Sed-ac. D 3, Sil. D 6, Sulf. D 6–12

- Fistel
→ KENT 1766/ III 632
Berb. D 3–4
Sil. D 4–12　　Stuhl schlüpft zurück
Calc-f. D 6–12　　Hämorrhoiden, auch Tub., Luesinum
Fl-ac. D 6–12
Calc-s. D 6　　mit schmerzhaften Abszessen, (Calc-p. D 6, Fab. D 2, Nit-ac.)

- gefühllos　　Aloe D 4, Phos. D 6–12
- gerötet　　Sulf. D 12
　　Merc-cy. D 12　　rot um den After
　　Petr.
- – und schmerzhaft　　Luesinum D 30　　seltene Gaben
　　Zing. D 2–4　　entzündet
- geschwollen　　Paeon. D 6
- Hautausschläge　　→ KENT 1765/ III 631
- Haut rau um den After　　Ars. D 12
- Herpes　　Petr. D 8, Graph., Nat-m., Lyc., Berb.
- Kälte bei Stuhlgang　　Con. D 6
- Kondylome　　→ KENT 1767/ III 633
　　Thuj., Nit-ac., Cinnb. (s. Vulva-K.)
- Krampf　　→ KENT 1760/ III 626
　　Kali-bi. D 6, Op.

Anal-Erkrankungen

– Kribbeln	Zinc. D 12, Croc. D 6 und Stiche
– Nässen	Ant-c. D 4, Thuj. D 4, Med. D 30
	(Arg-n., Paeon., Sulf., Coll., Graph., Caust.)
– – ätzend aus dem After	Carb-v. D 6–12
– Neuralgie	Bell. D 4–12, Lach. D 12–30, Stry. D 4–6,
(Proctalgia fugax)	Crot-t. D 12, Ign. D 6–30, Plb. D 12–30
– offenstehend und Gefühl, als ob offenstehend	Phos. D 6–12
– Pflockgefühl	Anac. D 4–6, Aloe D 4
	(Sep., Plat., Med., Cann-i., Lach., Crot-t., Sil.)
– Polypen	Thuj. D 4–6
– Proktitis, akute	Hura D 6–12
– Prolaps	Ign. D 4–12, Sep. D 12
	Weitere Mittel
	Mur-ac. D 6–12, Aesc. D 3–4, Aloe D 4, Bell. D 4–6, Phos. D 6–12, Podo. D 4–6, Ruta D 3–4, Sulf. D 6–12
– Pruritus ani	s. S. 196
– Schmerzen	→ KENT 1769, 1773, 1775/ III 635, 639, 641
– Lähmung	→ KENT 1766/ III 632
	Gels. D 4–12, Phos. D 12, Aloe D 6
– rot, entzündet	Zing. D 3–6
	Hura D 6–12 akute Proktitis
– Sphinkter-Krampf	→ KENT 1760, 1972/ III 626, I/438
	Kali-bi. D 6
– – Lähmung	Gels. D 4–12, Phos. D 12 (Aloe, Apis)
– Sphinkter-Schwäche (Inkontinenz)	→ KENT 1766/ III 632
– – Sphinkter, verletzt oder gedehnt	Staph. D 4–12
– – Schleim-Abgang	Ant-c. D 4
– – Stuhl-Abgang	Aloe D 4–6, Phos. D 6–12, (Zinc., Gels., Caust., Apoc., Con., Alum.)
– Schweiß	→ KENT 1765/ III 631
– Ulcera	→ KENT 1762/ III 628
	Calc., Paeon., Petr., Sil., Cham.
– Warzen	Nit-ac. D 6
	Med. D 30 (seltene Gaben)

– wund	Staph. D 4–12 Sars. D 2–6 → KENT 1765/ III 631 Merc., Merc-cy., Merc-c., Sulf., Graph., Caust., Lyc., Vib.
– – und Brennen	Carb-v.
– wundes Gefühl am A.	Hed. D 4
Pruritus ani	→ KENT 1758/ III 624 Symph., Sulf. D 6–12, Psor. D 15–30 besonders tagsüber, Schweißneigung, seltene Gaben Ambr. D 3–4 schlechter Schlaf Petr. D 8

Weitere Mittel

Nit-ac. D 6
Aloe D 4–6   < durch Salben
Alum. D 6, Anac. D 6–12, Ant-c. D 4–6,
Calad. D 1–3
Calc. (phos.) D 6
Carb-v. D 30   alte, träge Frauen
Cina D 6–30, Caust. D 6, Coll. D 3, Ferr-i. D 6–12
Hydrc. D 3   und Pruritus vulvae
Ign. D 6–12   wie von Würmern (Nux.-v.)
Kali-p. D 6, Lyc. D 6
Med. D 30   seltene Gaben
Nux-m. D 6–12, Paeon. D 3–4, Plat. D 6–30,
Rat. D 6
Rhus-t.   nächtliches Jucken, nervös
Sars. D 6, Sep. D 12
Tell. D 12–30   Pruritus ani et perinaei nach jedem Stuhl
Teucr. D 2–6   dauernde Reizung abends im Bett, bei Askariden wirkt lokal Einreiben mit Honig.

Das beste **Oxyurenmittel** ist Cupr-o. D 3. Man gibt 5–6 Wochen lang 3 x 1 Tbl. täglich. Ist allen allopathischen Mitteln überlegen! Bei Askariden versuche man Sulf. D 6.

Anal-Erkrankungen 199

Hämorrhoiden → KENT 1762/ III 628
Bei diesem häufigen Frauenleiden sollte man besonders darauf achten, dass man den ganzen Menschen behandelt, nicht nur das eine Symptom Hämorrhoiden! Insbesondere sollte man die Ursache behandeln bzw. ausschalten (Obstipation, Konstitution, gestörter Pfortaderkreislauf – Lebertherapie). Öfters wird man auch 2 Mittel geben, z. B. Ham. und Card-m.
Aus der Vielzahl der Mittel sei nur eine kleine Gruppe herausgenommen:

Sulf. D 6–12	brennend (nässend, blutend), Obstipation
Sep. D 6	nässend (blutend), stechende Schmerzen, Typ! < beim Gehen, Obstipation
Ham. D 2	blutend, dunkel
Nux-v. D 4	Obstipation (> kaltes Wasser), blutend < durch Alkoholabusus
Coll. D 3	Obstipation, schmerzlos, blutend (auch schmerzhaft)
Puls. D 4	mehr jucken als Schmerzen (nässend)
Lach. D 12	sehr schmerzhaft, bläulich, blutend, After wund < im Klimakterium, durch Periode
Nit-ac. D 6–12	blutend
Mur-ac. D 3–30	blutend (> durch heißes Wasser), akut rezid. entzündet, schmerzhaft (evtl. im Wechsel mit Acon.)

Weitere Mittel

Aesc. D 3–4	Obstipation
Aloe D 4	sehr schmerzhaft, nässend, blutend > kaltes Wasser
Alum. D 3–4	Obstipation
Arn. D 3	bei thrombosierten H., ängstlich, Ca-Phobie
Ars. D 6–12	brennend > heißes Wasser
Bell. D 4 + Ars. D 6	bei Inkarzeration
Carb-v. D 6	nässend, wund, brennend, Schleimabgang
Hed. D 4	mit Reizung des Rektums und Blutung
Ign. D 6–200	blutend > durch Gehen, ängstlich, Ca-Phobie
Lyc. D 12	
Mand. D 12–30	stark blutend, hell
Mill. D 3–4	blutend
Nat-m. D 6	Obstipation
Paeon. D 3–4	blutend, dunkel
Phos. D 6–12	blutend
Rat. D 6	blutend
Zing. D 3–6	heiß, schmerzhaft, wund

Vagina

Vagina	→ KENT 1912/ III 778
– Aphthöse Flecken	Alumn. D 3–30, Caul. D 4–6
– Ausschlag nesselartig	Ant-t. D 4–6
– Brennen	→ KENT 1930/ III 796
	Sulf. D 6–12, Berb. D 4 (Nit-ac., Arg-n. D 6–12)
– Brennen der V. und Labien	Carb-an. D 6 (Nit-ac.)
– – und Wundheit	Berb. D 4 Koitus schmerzhaft
– – und Hitze nach Koitus	Lyc. D 6–12 (Lyss. D 30)
– Druckgefühl, Zusammenschnüren	Cinnb. D 6
– Empfindlichkeit, große	→ KENT 1906, 1932/ III 772, 798
	Plat. D 6–30, Staph. D 4–30, Berb. D 4–6,
	Thuj. D 4–6
	(Lyss., Kreos., Aur. Ham., Ferr.)
– – und wollüstiges Jucken (Vagina und Vulva)	Coff. D 6
– Empfindungslosigkeit	KLUNKER III/466
	Ferr. D 6–12, Sep. D 6–12
– Erschlaffung, große	Lappa D 2–6
– Fisteln	→ KENT 1912/ III 778
	Sil. D 4–6, Calc-c. D 4–12
– Fluor	s. S. 202
– Hitze in der V.	Hydrc. D 4 Jucken, Stechen, Brennen
	Sep. D 6–12 (Cham.)
– – und Trockenheit	Bell. D 4–6 Rötung, sehr empfindlich
	Ferr-p. D 4–6
	Acon. D 4–6
– – und Brennen nach Koitus	Lyc. D 6–12 (Lyss. D 30)
– Kälte in der V.	Nat-m. D 6–12, Graph. D 8–12, Bor-ac. D 6,
	Sec. D 4–6
– Kondylome	Thuj. D 4, Nit-ac. D 6–12, Phos. D 4–12,
	Tarent. D 6–12,
	Staph. D 4–12

– Kontraktionen, spastische, mit Fluor albus	Aur-m-n. D 4–6 Tbl.
– Luftabgang	Brom. D 3–6 (Lyc., Calc-c., Nux-v., Sang., Pic-ac.)
– Pessar-Druck wird nicht vertragen	Coc-c. D 6
– Polypen	→ KENT 1912/ III 778 Calc-c., Puls., Teucr.
– Pruritus vaginae	→ KENT 1890/ III 756, VOISIN 666 Sulf. D 6–12, Sep. D 6–12, Kreos. D 4–6 Calad. D 1–3 < Bettwärme, starke Libido Nit-ac. D 6–12 Sul-ac. D 6–12 scharfer Fluor Staph. D 4–200 psychisch unterdrückt, zornig, zurückgezogen, Magenbeschwerden, Genitale empfindlich, reizbar, Mykose
	Weitere Mittel
	Carb-ac. D 6–12 Agar. D 6 sexuell erregt Arund. D 6–12 mit Libidosteigerung Coll. D 1–3 mit Fluor albus Con. D 6 Helon. D 2–6 Hydrc. D 4 Hitze in der Vagina, Jucken, Stechen, Brennen, Fluor albus Lyc. D 6–12 Med. D 30 seltene Gaben
– – nach Koitus	Nit-ac. D 6–12, Agar. D 6
– – mit Wundsein	Thuj. D 4–6, Merc. D 6–12, Nit-ac. D 6–12, Menth. D 1–30
– – mit Ulzerationen	Merc. D 6–12, Nit-ac. D 6–12, Sep. D 6–12, Sil. D 4–12
– Schmerzen	→ KENT 1927/ III 793 Chim. D 2–6, Sep. D 12, Staph. D 12, Calc-p. D 12, Calc-c. D 12, Lyc. D 12
– – bei Koitus	Sep. D 12, Nat-m. D 12, Ferr. D 12, Arg-n. D 12, Plat. D 12
– spastische Kontraktionen	Aur-m-n. D 4–5 mit Fluor albus
– Trockenheit	→ KENT 1912/ III 778

– – mit Brennen	Nat-m. D 6–12, Sep. D 6–12, Lyc. D 6–12, Bell. D 4–6
	Berb. D 4
– – Gefühl von	Con. D 12
– – und Empfindlichkeit	Nat-m. D 6–12
	Acon. D 6 heiß, empfindlich
– – und Hitze	Bell. D 4–6, Ferr-p. D 4–6, Acon. D 6
– – und Abneigung gegen Koitus	Sep. D 6–12, Nat-m. D 6–12
– – und Koitus schmerzhaft	Lyc. D 6–12, Nat-m. D 6–12, Lyss. D 30
– – Brennen der V.	Nit-ac. D 6–12
und brennender Schmerz beim Koitus	Spira. D 6 mit Pruritus vulvae
– Ulzerationen	Nit-ac. D 6–12
– Krampf – Vaginismus	→ KENT 1896/ III 762, VOISIN 666
	Plat. D 6–12 sexuelle Erregung, Vulva überempfindlich
	Mag-p. D 4–30 Basismittel, auch prophylaktisch
	Sep. D 6–30 Abneigung gegen Koitus
	Nat-m. D 6–12 Abneigung gegen Koitus und Schmerzen
	Ign. D 6–200
	Lyss. D 12–30 sexuelle Erregung bei fließendem Wasser

Weitere Mittel

Aur. D 12, Arg-n. D 6–12, Bell. D 4, Berb. D 4–6, Cact. D 1–6, Ferr-p. D 6, Gels. D 4
Med. D 20, 30   seltene Gaben
Thuj. D 4–12, Phos. D 6, Plb. D 6–12, Puls. D 4–12, Ham. D 2

– Entzündung, Vaginitis	(Asper.)
– – atrophische	Luesinum D 30 lichenoide mit Pusteln, Juckreiz, Nässen
– Verletzungen	Bell-p. D 3–4
– Vergrößerungsgefühl	Sanic. D 30
– Wundheit	→ KENT 1932/ III 798
	Cob. D 6, Merc. D 12

	Lyss. D 12–30 mit Schmerzen bei Koitus
	Kali-bi. D 6
	Kali-c., Alum., Ign., W. um Vagina und Mund
– Zusammenschnüren, Druckgefühl	Cinnb. D 6
– Zysten	Rhod. D 3–6, (Puls., Lyc., Sil.)
– Zusammenziehungsgefühl hinten	Cact.

Fluor

→ KENT 1893/ III 759, VOISIN 255, KLUNKER III 474

Fluor ist nach VANNIER ein tuberkulinisches Demineralisationszeichen. Fluorneigung besteht bei Frauen, deren Großeltern eine Tuberkulose hatten. Der Fluor kann aus der Vagina, der Zervix, dem Uterus, selbst aus der Tube (Hydrops tubae profluens bei Tubenkarzinom) kommen und die verschiedensten Ursachen haben. Daher auch die Vielzahl der Mittel und die Notwendigkeit genauer Diagnostik (einschließlich mikroskopischen Befundes durch Nativ-Abstrich, Färbung, Zytologie und Pilzkultur).
Andere Symptome bessern sich durch einen Fluor albus.

Fluor Lach. D 12 (Murx. D 4, Zinc. D 4–12)
– milder Puls. D 4 dicklich
  Thuj. D 4 gelbgrün, hartnäckig, dauernd
  Bor. D 3 Fluor albus auf Diagnose! Besonders nach der Periode kleisterartig wie Hühnereiweiß; Gefühl, als ob warmes Wasser flösse.
  Penicillin D 15–20 gelb, weißlich
  Kali-m. D 4–12 dick, zäh (Erosio), weiß wie Milch

– scharfer, wundmachender Sep. D 6–12 gelb, grün, wundmachend, mit viel Jucken, Vagina heiß
  Nat-m. D 6–30 wässrig, dünn, schwächend
  Kreos. D 3–6 stinkend, Jucken, Brennen, Erosio
  Ars. D 6–12 dünn, wundmachend
  Alum. D 4–6 stark, flüssig, wundmachend, eiweißartig, schwächend; in chronischen Fällen gelb (frostig, mager, aton. Obstipation)
  Sulf. D 4–12 brennend, wundmachend

Weitere Mittel

Carb-ac. D 6–12 stinkend, brennend, juckend
Fl-ac. D 6–12 dünnflüssig, juckend, scharf, wundmachend
Nit-ac. D 6–12 „Stinken und Bluten", dünn
Sul-ac. D 6–12 blutig, schleimig
Agar. D 6 Fluor albus, viel Jucken
Aln. D 1–6 Fluor albus mit Brennen, Schmerzen vom Rücken zum Schambein, blutige Zervixerosion

Ambr. D 3   mit Wundheit der Labien
Amm-c. D 6
Ant-c. D 4   Fluor albus klumpig
Aral. D 4   stinkend
Aur-m. (iodatum) D 12   brennend
Bov. D 3–6   gelbgrün, krümelig
Canth. D 4–12   schleimig, zäh, ätzend, (blutig) mit Vulvitis
Carb-an. D 6   ätzend, stinkend
Cham. D 4   Fluor albus, gelblich,
Echi. D 1–4   stinkend
Eucal. ∅   stinkend,
Ferr. D 6   bei Jugendlichen, milchig, wässrig, erschöpfend
Hed. D 6
Hydrc. D 4   Fluor albus, Pruritus mit Brennen der Vagina
Hydr. D 2   dick, gelb, zäh, klebrig, wundmachend
Iod. D 4–6   dickschleimig, scharf, Löcher in die Wäsche fressend, hyperthyreotisch
Kali-i. D 6–12   ätzend
Lach. D 12   grünlich, stinkend
Lil-t. D 4–6   gelbgrün, übelriechend
Luesinum D 30   Fluor albus, dünn, wässrig, grünlich, reichlich (seltene Gaben!), auch dick, a. d. Schenkeln hinunterfließend
Mez. D 6   Fluor albus, stark, wundmachend, eiweißartig
Rob. D 6   Fluor albus, stinkend
Sang. D 4–12   stinkend
Sil. D 6–12   weiß, wässrig, stinkend, wundmachend, juckend
Ust. D 4   gelb, stinkend
Ziz. D 1–4   Fluor albus, reichlich bei verzögerter Menses

– stinkender   Kreos. D 4–6   Jucken und Brennen, Erosio – auch lokal
Med. D 20–30   grünlich, Geruch nach Fischlake (Sanic.)
Hep. D 4   sehr stinkend wie alter Käse (Sanic.)
Nit-ac. D 6–12   „Stinken und Bluten", dünn, scharf, bräunlich, Splitterschmerz

Weitere Mittel

Carb-ac. D 6–12   scharf, wundmachend, grünlich, blutend, brennend, juckend
Benz-ac. D 2–4
Aral. D 4   Fluor albus, scharf
Ars. D 6–12   dünn, stark, wundmachend
Asaf. D 4
Calc-ar. D 6   Fluor albus, blutig
Carb-an. D 6–12   gelblich, ätzend
Carb-v. D 6–30   gelblich
Cist. D 2–6
Conch. D 4
Echi. ∅-D 4
Eucal. ∅
Histaminchlorid D 30   riecht nach verbranntem Blut
Lach. D 12
Lil-t. D 6   wässrig, scharf (gelb)
Luesinum D 30   grünlich (seltene Gaben!)
Mand. D 6
Psor. D 30   seltene Gaben!
Rob. D 6   scharf
Sang. D 4–12   scharf
Sanic. D 30   Geruch nach Fischlake (Med.) oder wie alter Käse (Hep.)
Sil. D 6   weiß, wässrig, wundmachend
Thlas. D 2–4   vor und nach der Periode; blutig, dunkel, nicht auswaschbar
Thuj.
Ust. D 4   gelb, scharf

– juckender (Soor? Trichomonaden?)

Sep. D 6–12   gelb, grün, wundmachend, Vagina heiß
Lil-t. D 6   Trichomonaden
Kreos. D 4–6   zäh, fadenziehend, stinkend, brennend

Weitere Mittel

Carb-ac. D 6–12   stinkend, brennend
Phos-ac. D 3   nach der Periode, gelb
Sul-ac. D 6–12   schleimig, blutig
Agar. D 6
All-s. D 2   3 Tbl. lokal bei Soor

	Agn. D 2–6 Fluor albus, Jucken an Vagina, Damm und After
	Coll. D 1–3 Fluor mit Pruritus vulvae
	Hydrc. D 4 Jucken mit Brennen der Vagina
	Sil. D 6 wässrig, stinkend, scharf
	Zinc.
– dünner, wässriger	Nat-m. D 6–12 scharf, schwächend
	Alum. D 4–6 stark, schwächend, eiweißhaltig (chron. gelb)
	Ars. D 6–12 stark, wundmachend, übelriechend

Weitere Mittel

Nit-ac. D 6–12 scharf, bräunlich, „Stinken und Bluten"
Fl-ac. D 6 scharf, wundmachend
Ferr. D 6 (bei Jugendlichen) milchig, scharf, erschöpfend
Lil-t. D 4 gelbgrün, übelriechend, wundmachend
Luesinum D 30 scharf, reichlich (seltene Gaben!)
Sil. D 6 weiß, wundmachend, übelriechend

– zäher, klebriger, klumpiger	Bor. D 3–6 kleisterartig, wie Hühnereiweiß
	Kali-bi. D 6–12 zäh, fadenziehend, gallertartig
	Hydr. D 4–12 dick, zäh, gelb, wundmachend in Fäden aus dem Muttermund quellend, bes. nach Periode (Pruritus)

Weitere Mittel

Aesc. D 2–3 dunkelgelb, klebrig, mit Rücken- und Kreuzschmerzen
Asar. D 4–6 zäh, gelb
Ant-c. D 4 scharf, klumpig
Con. D 6 dick, milchig
Dict. D 4–6 reichlich, dick, zäh
Iod. D 4–6 dickschleimig, scharf, das Betttuch zerfressend
Kali-m. D 6 dick, mild, zäh, weiß
Mag-s D 4–6 dick wie Menses
Sabin. D 4–6

– bei kleinen Mädchen	Merc. D 6 wundmachend, ulzerierend
	Puls. D 4 mild

	Sep. D 6
	Calc-p. D 6
	Calc. D 6–12 milchig, wundmachend
	Weitere Mittel
	Arist-cl. D 12
	Cina D 4 durch Oxyuren
	Ferr. D 6 bei Jugendlichen
	Nat-m. D 6–12
	Asper. D 4
	Caul. D 3–6 reichlich, schwächend
	Hyper. D 4–6
	Carb-ac. D 6
– in der Menarche	Lam. D 4–6 milchig (Venosität) (als Tee: Flor. Lamii alb.)
– durch Masturbation bei Kindern	*Orig.* D 8, Zinc. D 6–12, Calad. D 1–3
– nach Koitus und < nach Koitus	Nat-c. D 6 Periode verspätet, schwach
– statt Periode	Puls. D 4, Sep. D 6
	Weitere Mittel
	Chin. D 4–12 blutig, stinkend, schwächend
	Cocc. D 6, Graph. D 6–12, Iod. D 6, Nux-m. D 4–6, Phos. D 6–12, Senec. D 1–6, Sulf. D 6–12
– psychogener (Liebeskummer)	Ign. D 6–200 (evtl. im Wechsel mit Sep. D 6)
– durch sexuelle Erregung	Orig. D 6–30, Puls. D 4–12, Verat. D 4–6, Canth. D 4–6
– nachts	Merc. D 6–12 (Ambr. D 3, Nit-ac. D 6) Plat.
– durch Soor-Mykose	All-s. D 2–3 abends 3–4 Tbl. weit in die Scheide einführen, 4 Wochen lang (nicht bei Periode!)
– durch Chlamydien	Nos. Vaginitis D 15
– durch Gartnerellen	Kreos. D 4 Tbl. in die Scheide
– durch Trichomonaden -Kolpitis	Hier kommt es wie bei den Mykosen auf eine Sanierung des Terrains an, um Rezidive zu verhüten!

Lil-t. D 6 (Pelvipathie), Staph. D 4–200

Weitere Fluor-Mittel

Am-m. D 4–12   anhaltender Fluor < nach der Miktion (Niccolum)
Arg-n. D 6–12
Arist-cl. D 12   schleimig, vor Periode
Ars-i. D 6–12
Aur-m-n. D 4–6   mit spastischen Kontraktionen der Vagina
Bals. D 2–3   eitriger Fluor
Bell-p. D 4   Fluor albus
Calc-c. D 6–12, Calc-p. D 6, Calc-sil. D 6, Calc-s. D 6
Calen. ∅   bei Erosion, auch lokal als Tampon 1: 10
Canth. D 4–12, Carbn-s. D 6, Caust. D 4–6
Chin. D 3–4   erschöpfend
Cimic. D 3, Cinnb. D 4–6
Clem. D 3   mit Hauterscheinungen
Cub. D 2–3   Fluor albus
Frax. D 1–2   Fluor albus, Erschöpfung, Schwäche
Gels. D 4   (auch als Tee: Flores Gelsemii, Jasmin-Blüten-Tee)
Graph. D 10–15
Hyper. ∅-D 2   Fluor albus
Kali-ar. D 6, Kali-c. D 4
Lac-c. D 12   nur bei Tag fließend
Lac-d.   gelb, weiß
Luffa D 3   Fluor albus
Lyss. D 30   Fluor albus, stark mit Schmerzen im Becken und Unterleib
Mom-b. D 3   weißlich, schleimig
Murx. D 3   glasig, weißlich, „großer Männer-Konsum"
Mur-ac. D 6–12
Nabal. D 1   Fluor albus mit Pulsieren im Uterus
Nat-c. D 6   Fluor albus, Drang nach unten
Nat-m. D 6–12   zervikale Hypersekretion (Sal-mar. D 12)
Nat-p. D 6   gelb, rahmig
Orig. D 8   Nymphomanie, Angst vor Gravidität
Plat. D 4–6   sexuell übererregt, Vaginismus, ältere Mädchen, stolz, arrogant, überheblich

Petr. D 6 eiweißartig, erschöpfend
Saroth. D 4–12 Fluor albus, stark
Stann. D 6–12 profuser, klarer Schleim
Tub. D 30 als Zwischengabe
Urt-u. D 2–4

Uterus-Erkrankungen

Portio und Zervix → KENT 1910/ III 776
- Portio-Erosion (lokale Behandlung wie bei Zervizitis)
  Arg-n. D 6–12   ulzeriert
  Arg-m. D 6–12   schwammige Portio
  Kreos. D 4–6, Carb-ac. D 6
  (Sul-ac., Kali-m., Graph., Kali-bi., Sil.)
- Epithel leicht blutend bei Berührung
  Ust. D 4 (Arg-n.)
- Zervizitis
  (s. auch im Kap. Fluor)
  Calen. ⌀   zur lokalen Behandlung
  Echi. ⌀   zur lokalen Behandlung
  Hydr. ⌀   zur lokalen Behandlung besonders bewährt
  Mel-c-s. D 6–12
  Murx. D 6   Zervixkatarrh
  Sep. D 6   mehr chronisch mit Verhärtung der Zervix
  Kali-bi. D 6   zähes Sekret
- – chronisch
  Tub. D 30
- Muttermund-Polypen
  werden zunächst entfernt; zur Rezidivprophylaxe eignen sich besonders die Konstitutionsmittel
  Thuj. D 4–12, Med. D 20–30 evtl. zusätzlich (seltene Gaben)
  Calc-carb. D 6–12, Nat-s. D 6–12, Phos. D 6–12
  Sang. D 6   blutend, Teucr. D 4–6

Uterus
- Beschwerden   Alet. D 2–6   bei erschöpften Frauen
- Blutungen   s. im Kap. Menstruation (Klimakterium)
- Brennen im U.   Ter. D 3–12
- empfindlich   Cimic. D 4–30   und Ovar bei geringstem Druck
- hypoplastisch   Arist-cl. D 12, Hyper. D 6–30, Nat-c. D 6, Dam. D 3, Asaf. D 6–30
- infantil   Plb. D 12   Uterus hart (auch vergrößert)
                  Bar-c. D 12, Ferr. D 12, Phos. D 12, Calc-p. D 12, Calc-hp.
                  (Con., Helon., Iod., Senec., Chim., Ovariinum)
- induriert (und Ovar)   Aur. D 12

– Krämpfe	s. auch Kap. Dysmenorrhoe, S. 53
	Coloc. D 4, Potentilla anserina ∅ – D 1
– empfindlich mit Prolaps	Lyss. D 12–30
– Leiden mit Wirbel- säulenschmerzen	Visc. D 4
– Tonikum	Vib-p. D 2–4
– vergrößert, hart	Nit-ac. D 6–12
– wird gefühlt	Helon. D 2–6, Murx. D 6–30
	Vib. D 2–4 fühlt die inneren Organe
– wundes Gefühl, wie gequetscht	Bell-p. D 1–6
	Lappa ∅-D 6 mit Erschlaffung der Vagina und der Beckenorgane
– wie aufwärtsgestoßen beim Hinsetzen	Nat-hp. D 6, Nat-m. D 12, Ferr-i. D 12, Wye. D 3–6
– wie schwer und wund nach harter Arbeit	Helon. D 3–6
– Gefühl, als ob die Gebärmutter offen steht	Lach. D 12–30
– Gefühl von Schwere im U.	Bell. D 6 < morgens, > beim Stehen
– schlaff, hypertrophisch	Ust. D 4 Sickern von dunklen Blutfäden
– Schmerzen	→ KENT 1926–1939/ III 792–805
	s. auch Kap. Dysmenorrhoe
	Sep. D 6–12 Deszensusgefühl, Kreuz- schmerzen
	Bell. D 4–6 klopfender Schmerz
	Lil-t. D 4–12 erschütterungsempfindlich beim Gehen
	Puls. D 4–12 als ob die Periode käme
	Thlas. D 2–4 wunder Schmerz im Uterus beim Aufstehen
	Onos. D 6 als ob Periode käme, mit Ovarschmerzen
	Lap-a. D 6–12 brennende, stechende Sch. im Uterus
	(Plat. D 6–30, Murx. D 6, Hura D 12, Schmerz schießend)
	Wye.
Mutterbänder-Schmerz	Clem. D 3 auf Diagnose

Uterus-Erkrankungen

(Ligamentum-rotundum-Schmerz)	Mag-p. D 4–30
Endometritis	→ KENT 1892/ III 758, s. auch im Kap. Fluor Bei allen entzündlichen Erkrankungen hat sich bei Beginn eine Mischinjektion von *Lach. D 12 + Pyrogenium D 30 + Echi. D 4* i.v. besonders bewährt (Pyrogenium nur 1 x geben! Eventuell weitere Injektionen mit Lach. + Echi. + Hep. D 30) Bell. D 4 Kreos. D 4–6 mit stinkendem Fluor Bry. D 3–4 mit peritonealem Reiz Sep. D 6–12 Asper. **Weitere Mittel** Carb-ac. D 6, Nit-ac. D 6, Arg-n. D 12, Arn. D 3 Ars. D 6 Brennen, Angst, Unruhe, < nachts Berb. D 4 (Injektion) evtl. + Ham. D 2 bei dunklen Blutungen Helon. D 2–6 Fluor, Schwäche, fühlt den Uterus Merc. D 12, Puls. D 4 Sabin. D 3–8 Blutungen Sulf. D 12, Thuj. D 4–12 Til. D 6–12 mit zähem Fluor
Metritis acuta	Mischinjektion wie bei Endometritis Acon. D 4–6 im Beginn Bell. D 4–6 ebenfalls im Anfang Sulf. D 4–6 anschließend Sul-i. D 4–6 Sep. D 12 Aur. D 4 anschließend Aur-i. D 4–6 Arn. D 3–6 Colibacillinum D 10–20, Hydr. D 6 (Merc., Apis, Ars., Bry., Lach., Merc-i-r., Canth. + Vulvitis und Colpitis, Thuj.)
Metritis subacuta bei jungverheirateten Frauen	Kali-i. D 2–3
Metritis chronica	Sep. D 6–12 Vagina heiß Aur-m-n. D 4–6 Tbl.

Merc. D 6–12
Med. D 30   als Zwischengabe (Tub., Psor.)
Weitere Mittel
Visc. D 2–4
Sanguiso. D 2–6
Tuberkulin Rest D 30
Inul. Helen. D 3–6
Hydr. D 6   Fluor < nach Periode scharf, stinkend, Pruritus verursachend
Mel-c-s D 6–12   mit Völlegefühl i. d. Blase
Inul. Helen. D 6   mit Fluor und lumbodorsalen Schmerzen
Hydrc., Sulf., Thuj.

Parametritis

Mischinjektionen wie bei Endometritis
Bell. D 4   im Beginn
Apis D 4–6   stechende Schmerzen
Bry. D 2–6   peritoneale Reizung
Hep. D 12   im Wechsel mit Sep. D 10
Thuj. D 4–10
Myris. D 3–4   vor der Perforation des Abszesses („das homöopathische Messer")
Merc-i-r. D 6

Parametritis chronica

Sep. D 6–12   Vagina heiß
Nach antibiotischer und antiphlogistischer Therapie bleiben oft lange Zeit derbe parametrane Infiltrate zurück mit erhöhter BSG, die jeder schulmedizinischen Therapie trotzen. Das beste Mittel ist *Merc-i-r.* D 6 (3 x 1 Tbl. tgl.). Bei abgefallener BSG ist auch Resorptivbehandlung mit Sul-i. D 4–6 möglich (Stann. D 4).

Parametropathia spastica (Pelvipathie)

Plat. D 12, Lil-t. D 6, Asaf. D 4–30

Perimetritis

Bell. D 4   im Beginn
Bry. D 2–6
Sep. D 6–12   chronische Perimetritis

Pelveoperitonitis

Mischinjektion s. unter Endometritis
Lach. D 12–15, Pall. D 12–30, Ter. D 2–12

Endometriose

Suprecur Nasenspray alle 3 Std. (Buserelin)

Oft wirken Hormone nicht oder werden nicht vertragen. Die homöopathische Mittelwahl ist mangels guter Symptome oft schwierig und muss dann nach der Gesamtsymptomatik erfolgen.
Bor. D 6 passt gut bei Bewegungsschmerz (Tanz)

Myome → KENT 1911/ III 777, VOISIN 665
Zur Mittelfindung fehlen oft gute, wahlanzeigende Symptome.
Bei der Gesamtsymptomatik ist besonders auf konstitutionelle Mittel zu achten!
Häufig muss man sich auch mit einem Wachstumsstillstand zufrieden geben
(bis in der Menopause Spontanrückbildung erfolgt).

Häufig gebrauchte Mittel

Aur. D 6–12   gestaute, psorisch-luesinische Pyknika
Calc-c. D 6–12   psorisch-pastös-lymphatisch
Con. D 6   „altledige", schwache Frauen
Thuj. D 4–12   und Med. D 30 Sykosis
Sep. D 6–30   Senkungsbeschwerden „wie Gewicht", Kreuzschmerzen
Kali-c. D 4–30   Schwäche, Schweiße, Ödeme, Kreuzschmerzen
Lil-t. D 6–12   Schmerzen in Uterus und Ovarien, Senkungsgefühl, sexuell erregt
Lyc. D 6–12   Leber-Gallebeschwerden, starker Meteorismus

Weitere Mittel

Apis D 4–30   unruhig, hastig, euphorisch, erotisch
Aur-i. D 6–12   mager, unruhig
Goss.   starke Blutungen
Calc-f. D 6   abgearbeitete, müde Frauen (Calc-p., Calc-s.)
Hydr. D 2   Unruhe, Depression
Kali-i. D 6   Drüsenschwellungen, luetisch harte, bösartige Frauen < Wärme, Plat. Blutungen
Lach. D 12–30   hastig, geschwätzig

Phos. D 8–12   asthenische, nervöse, schwache, kitzlige Frauen
Sil. D 4–12   geistig und körperlich erschöpft, sehr kälteempfindlich
Sul-i. D 6   Schmerzen bei Myom s. u.
Puls. D 4–30   traurig, weinerlich, trostbedürftig, Stimmungswechsel, Fibrome
Thyr.   Fibrome
Tub. D 30
Iridium D 12

Bei fehlender Symptomatik kann man versuchen

Calc-st-sula. D 4, 3 x 1 Tbl. evtl. im Wechsel mit Aur-m-n. D 4–6
Agn. ⌀ – D 2 Berberis D 4 im Wechsel mit Urt-u. D 4

- starke Blutungen können die meisten der gen. Mittel haben
- während der Blutungen können folgende „Blutungsmittel" evtl. zusätzlich gegeben werden (meist nur am Anfang nötig!)

Ust. D 2–3   helle Blutung (auch dunkel-klumpig)
Mill. D 3–4   helle Blutung
Erig. D 2–3   helle Blutung, stoßweise
Sabin. D 4   helle Blutung < Bewegung, Sykosis
Tril. D 1–3   helle Blutung, gussartig < Bewegung
Sanguiso. D 2–6   allgemeines Styptikum
Ip. D 4   helle Blutung, gusswise, erschöpfend mit Übelkeit (Erbrechen)
Ham. D 2   dunkle Blutung
Vinc. D 6   dunkle Blutung
Thlas. D 3–30

- Schmerzen

Bei starken Schmerzen ist oft Operation angezeigt!
Sul-i. D 6
Kali-c. D 4–30   starke Kreuzschmerzen
Sep. D 6–12   starke Kreuzschmerzen
Lil-t. 6–12   Schmerzen auch in den Ovarien, Senkungsgefühl < Gehen, Stehen

Adnex-Erkrankungen

Salpingitis – Adnexitis

In akuten Fällen muss man sich heute überlegen, ob nicht massive antibiotische Therapie – besonders bei Frauen mit Kinderwunsch – das kleinere Übel ist, weil diese den Prozess oft schneller stoppt und damit Verwachsungen und Adhäsionen mit der Folge der Tubensterilität meist besser verhindert (besonders natürlich bei Gonorrhoe).

Die Weiterbehandlung mit homöopathischen Mitteln bringt sicher bessere Erfolge als mit allopathischen Mitteln (die keine eigentliche Heilwirkung haben, sondern meist nur unterdrücken und damit das Auftreten von Rezidiven begünstigen, s. u. Stadium II und III).

I. Stadium – Besonders bewährt hat sich die Mischspritze mit
akute Entzündung Lach. D 12 + Pyrogenium D 30 + Echi. D 4
  Weiterbehandlung ohne Pyrogenium mit den u. a. Mitteln
  Bell. D 4–6   Klopfen, sehr berührungs- und erschütterungsempfindlich > im Sitzen
  Apis D 4–6   < durch Berührung, < durch Wärme, will kalte Umschläge
  Bry. D 4–6   < durch Bewegung, < durch Wärme, > anhaltenden Druck oft im 1. Anfang – Perimetritis, Peritonitis
  Pyrogenium D 15–30   drohende Abszedierung (einmalige Gabe), Diskrepanz von Temperatur und Puls
  Lach. D 12–15   septisch, druckempfindlich, Pelveoperitonitis
  Ferr-p. D 6–12
  Merc-c. D 6   auf Diagnose, akut und chronisch, starke Schweiße
  Colibacillinum D 10–20
  Canth. D 6

II. Stadium – Echi. D 3–4   (evtl. tgl. Injektionen) bis BSG
Abheilung der Entzündung absinkt
  Merc-i-r. D 4–12

III. Stadium – Sul-i. D 6   nicht zu früh, ehe die BSG deutlich
Resorption abgefallen ist!

Subakute Adnexitis	Merc. D 6
Chronische Adnexitis	Thuj. D 6 Hauptmittel besonders bei chronisch rezidivierender A. Vagina oft empfindlich (besonders links wirksam)
	Med. D 30 in gelegentlichen Zwischengaben
	Sep. D 6–12 Senkungsgefühl

Weitere Mittel

Form-ac. D12   Injektionen paravertebral i. c.
Formica nach Go.
Guaj. D 2–6   unregelmäßige Periode, Dysmenorrhoe, Reizblase
Aur. D 6–12   harte Schwellungen
Murx. D 6   mit Lendenschmerzen
Pall. D 6–12   Schmerzen, rechts, im Stehen
Bell-p. D 4   fächerartige Schmerzen mehr rechts
Xan. D 6   in die Oberschenkel ausstrahlend
Tub. D 30, Tub. Rest (u. Perisalpingitis), Nit-ac. D 6

Alte gonorrhoische Adnextumoren	Thuj. D 6 (gelegentliche Zwischengabe von Med. D 30)
	Sul-i. D 6 zur Resorption
Adhäsionsbeschwerden	Lil-t. D 6–12, Sabal $\emptyset$-D 2
Adnex-Tuberkulose	Bacillinum D 20, 30

Ovar-Erkrankungen

Ovarialzysten → KENT 1906/ III 772

Frauen mit Ovarialzysten haben oft ein „Vogelgesicht", lassen leicht Dinge fallen. Bei älteren Frauen soll man wegen der Gefahr maligner Degeneration operieren. Die homöopathische Behandlung kleinerer Zysten bringt nicht selten Erfolge.

Apis D 4–30 (rechts) hastige, unruhige, erotische Frauen; Folgemittel Apoc. D 1
Lach. D 12 mehr links
Aur. D 6–12 Typ: gestaute Pyknika
Thuj. D 4–30 mehr links, Sykosis
Lyc. D 6–12 mehr rechts

Weitere Mittel

Form-ac. D 6–12 Injektionen
Arg. D 6–12 auch andere Ovarialtumoren
Aur-i. D 6–12 magere, unruhige, nervöse Frauen
Bufo D 6 schamlose Frauen
Calc. D 6–12 pastöse Frauen
Coloc. D 4–6 polyzystische Ovarien, schmerzhaft
Iod. D 6–12 mehr rechtsseitig
Lil-t. D 6–12 mit Senkungsgefühl
Luesinum D 30 auch Fibrome
Murx. D 6 schmerzhafte Z., sex. erregt
Pall. D 6–12 schmerzhafte Z.
Plat. D 6–12 schmerzhafte Z.
Plat-i., Podo. D 6 auch andere Ovarialtumoren
Rhod. D 3 wetterfühlig, rheumatisch
Testosteron D 3–4 Follikelzysten
Vesp. D 6–30 mehr links mit Brennen beim Wasserlassen
(Abrot., Fl-ac., Ars., Bor., Con., Kali-br., Nos. Toxoplasmose, Plb., Rhus-t.)

Ovar druckschmerzhaft Sel. D 6–12
Cimic. D 4–12 bei geringstem Druck (und Uterus)

– hart geschwollen, Stechen beim Einatmen   Graph. D 6–12

Ovarien – Induration	Aur. D 6–12 (und Uterus) Schmerzen nachts Aur-i. D 6–12
Ovarial-Tumoren (Cave Karzinom!)	Arg., Aur., Con., Brom., Podo., Luesinum s. Ovarialzysten Plat-i.
Ovarial-Resektion Folgen von	Ov. D 3 Tbl.
Parovarialzysten	Bov. D 6
Oophoritis – Ovariitis Die isolierte Eierstockentzündung kommt selten vor, man wird also meist behandeln wie bei Adnexitis, s. S. 215	Arn. D 3–4 traumatisch Puls. D 4 bei Mumps Con. D 6 bei Mumps Jab. D 4 bei Mumps Apis D 4–6 rechts Lyc. D 6 rechts Lach. D 12 links Thuj. D 4–6 links Plat. D 6–12 beiderseits (Periode stark, dunkel) Cench. D 6 rechts Bell-p. D 4–6 Verlagerung Lil-t. D 6 Senkung Cimic. D 4–12 links, < vor der Periode und Ovulation Goss. D 6–12 beiderseits, Schmerzen vor der Periode Pall. D 6–12 rechts, chron. Oophoritis
Ovarialgie – Ovarialneuralgie	→ KENT 1923–1939/ III 789–805, VOISIN 554 Lach. D 12–15 wenn keine besonderen Symptome, mehr links, > bei eintretender Periode (Zinc.) Lac-c. D 12–15 täglicher Seitenwechsel Asaf. D 4–6 „vegetative Dystonie im Bauchraum" Coloc. D 4–6 bei Nervösen, Gichtischen (Ärger) Mag-p. D 4–30 < rechts, > durch Wärme
– rechtsseitige Mittel	Apis, Bry., Bell., Lyc., Arg-n., Podo. Iod. Schmerzen wie ein Keil Pall. D 12–30 Schmerzen im rechten Ovar und in linker Brust Murx. D 6 Schmerzen im rechten Ovar und in linker oder rechter Brust

Ovar-Erkrankungen

– linksseitige Mittel

Lach.
Naja   Schmerzen beim Husten
Carb-ac., Xan., Ziz., Visc., Hed.
Wye.   Schmerzen bis zum Knie

Weitere Mittel

Absin. D 2–12   stechende Schmerzen
Apium D 2–12   scharfe, stechende Schmerzen in beiden Ovarien
Arg-n. D 6–12   mehr rechts (Vergrößerungsgefühl)
Arn. D 3–6   nach Traumen, Operationen
Bell. D 4–6   bei chron. Entzündung mehr rechts
Bell-p. D 4   Verlagerungen
Canth. D 4–6   brennende Schmerzen
Goss. D 6   bei schwachen, nervösen Frauen
Lil-t. D 6–12   Senkung
Lyc. D 6–12   rechts, dann links
Med. D 30   chron. O., Ovarien vergrößert, besser durch Liegen auf dem Bauch
Onos. D 6   mit Schmerzen im Rektum oder Uterus (evtl. Seitenwechsel)
Plat. D 6–12   hochmütige Frauen mit starker dunkler Periodenblutung
Puls. D 4–12   sanftmütige Frauen mit schwacher, verspäteter Periode
Sabal D 2   mit Reizblase
Staph. D 4–12   mit Psoasschmerz
Vesp. D 6   mehr links mit brennenden Schmerzen beim Wasserlassen
Zinc. D 6–12   besser durch eintretende Periode (Lachesis)
(Arg-m., Cench. D 6 rechts, Cimic., Berb. D 4–6, Hera. D 6 rechts, Ham., Hed., Kali-p. links, Sep., Thea D 6, Ust. D 3–6 brennender Schmerz, Visc. D 2–4 links)

Follikel-Persistenz   3 Tage lang 3 Tassen Hirtentäschelkrauttee

Deszensus – Prolaps

→ KENT 1910/ III 776

Leichte Fälle von Deszensus können oft gebessert werden, zumal bei geringem Deszensus ziemliche Beschwerden bestehen können. Es können sogar Senkungsbeschwerden ohne Deszensus bestehen.

Sep. D 6–12   als ob der Uterus heraustreten wolle, Harndrang
Lil-t. D 4   starkes Hinabdrängen, presst die Hand dagegen, kreuzt die Beine (sexuell erregt, Herzbeschwerden)
Frax. D 1–3   „das homöopathische Pessar" (Menses stark)
Plat. D 6   Deszensusgefühl (hochmütig, Genitale empfindlich)
Nat-m. D 6–12   allgemeine Ptose, Bändererschlaffung
Nat-c.

Weitere Mittel

Ant-c.   Deszensusgefühl
Nit-ac. D 6–12   Senkungsgefühl
Agar. D 6
Alet. D 2–4
Aster. D 6–12   Senkungsgefühl
Aur-m-n. D 4   mit chron. Metritis
Bell. D 4–6   < morgens, > im Stehen, > beim Aufrechtsitzen
Caust. D 4–6   mit Inkontinenz beim Husten
Cimic. D 4   Abwärtsdrängen
Coll. D 3   Prolaps durch Obstipation und Hämorrhoiden
Eup-pur. D 12   mit Neigung zu Zystitis
Ferr-i. D 6   Senkungsbeschwerden, Wundheit im Leib bei feingliedrigen Frauen
Helon. D 1–3   abgearbeitet, Rückenschwäche
Indg. D 6   Prolaps nach jedem Stuhl
Lyss. D 20
Mel-c-s. D 6–12
Murx. D 6   Senkungsgefühl, sexuell erregt
Oci. (Basilicum) D 3–6   Vaginalprolaps

Pall. D 12 < im Stehen
Podo. D 3–6   Uterus- und Analprolaps
 (Prolapsgefühl beim Stuhl)
Senec. D 3–4   Beckenbodenparese, Stann. D 3,
Tilia, Calc-f. D 12 und
Sil. D 12   zur Stärkung des Beckenbodens

Beckenbodenparese Senec. D 4

Blasenschwäche, Harndrang, Harninkontinenz bei Deszensus

→ KENT 1812/ III 678
Cann-s. D 4, Caust. D 4–6
Kali-c. D 4–12   mit Kreuzschmerzen und
 Schwäche
Lath. D 4
Olnd. D 4 + Gels. D 4   im Wechsel
Ruta D 1–3, Til.

Weitere Mittel

Arg-n. D 6–12   Drang führt zu Inkontinenz
Equis. D 1–12   Inkontinenz bei alten Frauen
Nat-m. D 6–12   Inkontinenz bei Gehen, Husten,
 Heben
Puls. D 4–12   starker Harndrang
Physal. D 1–6   kann plötzlich Urin nicht halten
Nux-m.   Pessar macht Übelkeit, Erbrechen

Bauchschmerzen ohne Befund

→ KENT 1673/ III 539

Eine große Zahl von Frauen kommt in unsere Sprechstunde mit Bauchschmerzen, für die wir keine Ursache finden können. Solche „funktionellen" Störungen können wir mit homöopathischen Mitteln gezielt behandeln und meist in kurzer Zeit heilen.

Bauchschmerzen in der Gravidität, durch Dysmenorrhoe und Ovarialgie sind in den entsprechenden Kapiteln behandelt. Auch an den Mittelschmerz (zwischen zwei Perioden) muss man denken.

  Verat. D 4 unklare Leibschmerzen, allgemein und lokalisiert
  Asaf. D 4 „vegetative Dystonie im Bauchraum", umgekehrte Peristaltik
  Phos. D 6–12 brennende Bauchschmerzen
  Phos-ac. D 3–6 Abwärtsdrängen im Unterleib nach Wasserlassen
  Med. D 30 Schmerzen > durch Liegen auf den Bauch
  Ruta D 1–3 Bauchschmerzen, als ob die Periode einsetzen wollte
  Lac-c. D 12–30 Bauchschmerzen mit (täglichem) Seitenwechsel
  Cimic. D 4–6 jede Erkältung schlägt sich auf den Unterleib (rheumatische Beschwerden im ganzen Körper)
  Vib. D 2–6 plötzlich heftige Unterbauchkrämpfe
  Cann-s. D 6 Unterbauchschmerzen stechend (wie elektrisch)
  Coloc. D 4–6 Uteruskrämpfe nervöser Art, besonders nach Ärger und Erkältung
  Bell-p. D 3 Unterleibschmerzen bei längerem Coitus interruptus
  Clem. D 3 Mutterbänderschmerz (zu den Leisten) (Mag-p. D 4–30)
  Naja D 12–15 unklare Schmerzen in der linken Leiste
  Acon. D 4–6 Schmerzen bei Berührung des Bauches
  Stry. D 6 Bauchdeckenkrämpfe

Lac-d. D 15–30   kann keinen Druck auf dem Bauch ertragen
Mag-c. D 6–12   < nachts
Tell. D 12   < beim Husten
Ferr-i. D 6   Wundheit im Leib mit Senkungsgefühl

Bauchschmerzen in Bauchlage	Med. D 30 Bauchschläfer Rhus-t. D 30, Nat-m. D 6–12, Caust. D 6–12
Bauchdeckenschmerz	Bell-p. D 4
– überempfindlich	Plb. D 6–30
Brennen im Unterbauch und Anus	Agro.

Kreuzschmerzen

Es muss stets die Ursache behandelt werden! Wird keine gefunden oder ist die Behebung nicht nötig oder nicht möglich, erreicht man mit homöopathischer Behandlung oft beste Ergebnisse.

Form-ac. D 12   Routinemittel, i.c. Quaddeln über den druckschmerzhaften Punkten des Kreuzbeins. Meist genügt eine Behandlung, selten sind zwei nötig.

Weitere Mittel

Kali-c. D 4–12   Rückenschwäche, muss sich anlehnen
Lil-t. D 6–12   starkes Senkungsgefühl
Helon. D 2–6   ständig (nach Abort) schwache, erschöpfte Frauen
Sep. D 6–30   mit Senkungsbeschwerden
Cimic. D 4   kreuzschwach und überempfindlich gegen leise Berührung
Kali-m. D 6   Schmerzen zum Fuß schießend
Nat-m. D 6–12   muss sich anlehnen
Rhus-t. D 6–30   > Bewegung
Cob-n. D 12   < Sitzen > Umhergehen
Tell. D 12   < Husten
Berb. D 3   < Sitzen, Liegen < Bewegung, Erschütterung
Fab. D 4   Bandscheibenmittel (lokal i.c.)
Harp. D 3–4   Arthrose im Sakroiliakalgelenk (lokal quaddeln)
(Sulf. D 12 plötzlich kraftlos, Ign. D 6, Arist-cl. D 12, Puls. D 4–6, Senec. D 2–4)

Kreuz berührungsempfindlich	Colch. D 4–6, (Lob.)
– wie kalter Fleck	Lyc. D 6–12
Lumbalschmerzen	Sep. D 6–12 mit Senkungsbeschwerden und Kreuzschmerzen
	Con. D 6–12 < im Liegen
	Berb. D 3 Steifigkeit, mehr links
Lumbosakralschmerzen	→ KENT 747/ II 341
	Aesc. D 3 und Iliosakralschmerzen < bei Sitzen,

Kreuzschmerzen

Bücken, Aufstehen
Fab. D 4–6   Bandscheibenmittel, am besten paravertebral quaddeln
Mag-c. D 6–12   < nachts
Frax. D 2   Lenden-Kreuzschwäche, Herabdrängen
Helon. D 2–6   Schwäche, Erschöpfung
Puls. D 4–6
Cimic. D 4–6

Kokzygodynie
→ KENT 736/ II 330
Hyper. D 6   auf Diagnose
Mag-c. D 6, Cast-eq. D 3–200, Senec. D 3, Led. D 2–4

Sakral-Syndrom
Gaul. D 4

Rückenschmerzen
< beim Sitzen
Thuj., Eupi.

Psoas-Syndrom

Der Psoas-Schmerz kommt relativ häufig vor, wird aber meist nicht erkannt. Die Patienten klagen über mäßige bis sehr starke Unterbauchschmerzen.

Bei der Untersuchung findet sich ein auffallender Druckschmerz 2 Querfinger unterhalb und 2 Querfinger seitlich des Nabels, einseitig oder beidseitig (die rechtsseitigen landen meist beim Chirurgen und werden appendektomiert. Nach Appendektomie lautet die Diagnose meist: „Verwachsungsbeschwerden nach Appendektomie").

Beim echten Psoas-Syndrom findet sich **stets** eine Druckschmerzhaftigkeit im Rücken, 2–3 Querfinger lateral der LWS in Höhe von L 3 an einem ganz umschriebenen Punkt (entspricht dem 47. Punkt des Blasenmeridians der Akupunktur).

Das spezifische Mittel ist   *Mag-p.* D 4   (3 x tgl. 1 Tbl. lutschen)

Am sichersten und schnellsten wirkt die Injektion von Mag-p. D 8–30 i. c.-Quaddel und etwas tiefer bis in die Muskulatur der Rückenpunkte.

Meist genügt 1 Injektion, selten sind 2 nötig.

Vorsicht mit Mag-p. in der Gravidität! Bei empfindlichen Frauen kann durch Entspannung des Muttermundes eine Frühgeburt ausgelöst werden.

Karzinom

Krebs ist eine Erkrankung des *ganzen* Menschen, die der Tumormanifestation 10–20 Jahre vorangeht. Wenn auch keine Erblichkeit besteht, so doch eine *konstitutionelle Anfälligkeit,* die homöopathisch leicht zu erklären ist. Nach KENT ist Krebs die Folge *einer unterdrückten Psora,* Ergebnis eines psoro-syko-syphilinischen Miasmas. Die Unordnung der Zelle entspricht der Unordnung im Organismus (ORTEGA: Karzinom ist das Resultat von Verstößen – auch der Vorfahren – gegen die biologischen Ordnungsgesetze).

Eine Erkrankung hängt besonders von der *psychischen Verfassung* ab. Oft geht ein psychisches Trauma der Tumormanifestation 1 1/2 Jahre voraus.

Zusammengefasst: Ungelöste Konflikte (Verdrängung oder Verneinung) auf der psychischen Seite und **Unterdrückung** (Suppression) von Krankheiten (bes. Entzündungen, Fieber, Hautausschlägen, Ausscheidungen) auf der körperlichen Seite sind die Hauptursachen.

Konsequente homöopathische Behandlung von Geburt an ist die beste Krebsprophylaxe. VOEGELI hat in einer großen homöopathischen Praxis im eigenen Klientel in 40 Jahren keinen Krebs erlebt. (Jeder 4. erkrankt an Krebs!)

Allgemeines

Die **Kost** soll natürlich, eher knapp (jede überflüssige Kalorie fördert den Krebs, WINDSTOSSER), arm an tierischem Eiweiß, Fett und Fabrikzucker, möglichst laktovegetabil, giftfrei, wenig denaturiert sein (keine H-Milch). Vollwertkost dient der Wiederherstellung und Erhaltung der natürlichen Ordnung. Sehr günstig ist Rohkost. BIRCHER-BENNER sagt: *„Je kränker der Mensch, desto höher sei der rohe Anteil seiner Speisen."*

Von der Saftkur nach BREUSS habe ich noch keine Erfolge gesehen.

Zu empfehlen: das Frischkornmüsli (BRUKER), **basenbildende Kost,** milchsaure Diät, statt Apfelsaft Birnensaft. Gemischte Kost hat sich bewährt; keine einseitigen Diäten! Erst die Rohkost, dann mit Abstand die gekochte Kost; kaltgepresste Öle, Topinambur, vitaminreiche Kost, Rote-Beete-Saft. Rohgemüse ist wichtiger als Obst, Obst besser als Obstsäfte. Natürliche Getränke: mineralarmes Wasser (keine Milch!).

Zu meiden sind: Fabrikzucker und Weißmehlprodukte, Pilze, Geräuchertes oder Gegrilltes, chemische Zusätze, histamin- oder histidinhaltige Nahrungsmittel (Sauerkraut, Sellerie, Krustentiere, Walnüsse, Schweine- und Kaninchenfleisch, Kaffee, Nikotin). Kost aus der Mikrowelle!

Möglichst wenig: tierisches Fett (Butter ist besser als Margarine), Salz, Alkohol, Kraut, Hülsenfrüchte.

Bei schwerverdaulichen Mahlzeiten sind größere Pausen einzuhalten. Bei manchen Patienten sind häufige kleine Mahlzeiten günstig. Auf ausreichende Flüssigkeitszufuhr ist zu achten, zu empfehlen ist Dunaris-Quellwasser.

Eine sogenannte „Krebsfeindliche Diät" gibt es m. E. nicht!

Chemikalien einschließlich chemischer Medikamente sind zu meiden. Ein homöopathischer Arzt kommt ohnehin ohne Cortison, Immunsuppressiva, Antihistaminika, Antipyretika usw. aus. Keine Kosmetika, Haarfärbemittel, kein Stift oder Spray gegen Fußpilz, Achselschweiß usw., keine Antibabypille (evtl. IUP), Östrogene usw.

Aufgabe der Homöopathie und jeder anderen biologischen Behandlung ist es, das Krebswachstum aufzuhalten (in seltenen Fällen auch Rückbildung – noch seltener Heilung), die Schmerzen zu lindern, Komplikationen zu verhüten, zu verringern oder hinauszuschieben, Blutungen zu stillen, den Organismus zu kräftigen, zu entgiften, das Immunsystem zu aktivieren, den Allgemeinzustand und das Allgemeinbefinden zu bessern.

Die *Indikationen* sind also:

Prophylaxe bzw. Behandlung von Präkanzerosen, Behandlung nicht operabler Fälle bzw. Rezidive und die Nachsorge, oft auch Alternative zu Strahlen- und Chemotherapie.

Der **Polyätiologie** des Karzinoms muss auch eine **Polytherapie** entsprechen. Dazu gehören:

- Behebung der Immundefizienz (Visc., Echi.), was nach Bestrahlung und besonders nach Chemotherapie kaum mehr möglich ist.
- **Herdsanierung** besonders der „ultrachronischen", wobei zur Sanierung auch der Abbau des neuralen Störfeldes gehört. Häufig ist der Dickdarm der Primärherd (Symbioselenkung u. a.).
- Entgiftung und Ausscheidung (Amalgam etc.)
- Alle erworbenen Toxine und Erbtoxine sind kanzerogen!
- Leberentlastung, evtl. Lebertherapie (Okou.)
- *Vermeidung geopathischer Störfelder.* Eventuell Wechsel des Schlafplatzes.
- Richtige Ernährung, Behebung des gestörten Stoffwechsels („Säureselbstmord").
- Schließlich auch das, was man *Psychohygiene* nennt (Umdenken). *Der Konfliktinhalt bestimmt die Lokalisation im Körper!*
- Annehmen der Vergänglichkeit unseres Lebens, versuchen, das Beste aus jedem Tag zu machen. Zufriedenheit und Dankbarkeit empfinden!

Biologische Therapiemöglichkeiten

- Psychotherapie, Visualisierung, Meditation, Autosuggestion (Mod. Leben 10/93)
- Eigenbluttherapie
- Gärungshemmung (Polyerga neu Injektionen); neben basenbildender Kost, Rebasid (+ Bittersalz) oder Basica nach *Ragnar Berg*

- Cholinum citricum 1–2 Amp. i.v. bzw. an die Lymphpunkte und Schmerzpunkte bis zu 3 x wöchentlich (zusätzliches Einreiben mit Ungt. lymphaticum)
- Fermentpräparate wie Wobe Mugos, Carzodelan u. a., proteolytische Enzyme
- Thymuspräparate, Eleutherococcus
- Hochdosiertes Vitamin C, Vitamin A in der Vorstufe als Retinolpalmitat (Vitamin B-Gaben sind neuerdings umstritten), Beta-Karotin, Selen
- Sauerstofftherapie, Germanium (> O_2Utilisation), (Sanumgerman®), Ozon-Therapie
- Sauna und Überwärmungsbäder beim K-Typ
- Fiebertherapie (Echinacin u. a.), Immunstimulation
- Eichothermbestrahlungen
- Zytoplasmatische Therapie mit Fakt. AF2, Ney-Tumorin, Leber-Milz-Extrakte
- Homöotherapie

Bei der **homöopathischen Therapie** ist das A und O die *Terrain-Sanierung* mit tiefgreifenden (antipsorischen, antisykotischen und antiluetischen) Mitteln. An 1. Stelle steht das passende *Konstitutionsmittel,* in jedem Fall das *Simile.* Karzinom ist nicht identisch mit der destruktiven Diathese!

Ferner sind folgende Mittel *in Erwägung zu* ziehen (VOISIN 108, STAUFFER Symptomenverzeichnis 322):
- Bei Karzinomen werden die homöopathischen Mittel meist in tiefen Potenzen gegeben.
- Alle Lebermittel (Lyc., Hydr., Tarax., Okou. und andere)
- Alle „Entgiftungsmittel" (Okou., Nux-v., Aqua-marina-Injektionen)
- Carcinominum (= Carcinosinum) D 30, seltene Gaben bes. bei Kachexie
- Visc. D 2–6 Injektionen (Iscador, Iscucin, Helixor)
- Semp. D 1–4. Die Dachwurz enthält Ameisen-, Apfel- und Kieselsäure. Am besten als Injektion (AHZ 1 [1970], 36).
- Sel-coll. D 6 bei inoperablen Karzinomen bessert oft Schmerz, Schlaflosigkeit, Schwäche und Sekretion.
- Echi. ⌀-D 4, Gali. D 2–6, heben die Immunabwehr.
- Form. D 3 bes. bei Mageren, Kachektischen, wirkt oft wie ein Tonikum
- Tarax. ⌀-D 2 enthält vor allem Cholin.
- Kali-ar. D 6 oft der „Typ des Krebskranken"
- Sarcol-ac. D 6 Injektion, bes. bei Schmerzen (Lac-ac)
- Carb-ac
- Die Nosoden Med. D 30, Tub. D 30 und Luesinum D 30, ferner die Nosoden durchgemachter Erkrankungen (z.B. Streptococcin 15/30, Bahilismus 15/30, FSME usw.)

Besonders wichtig ist eine sehr sorgfältige Behandlung und Nachbehandlung von Virusinfekten (Grippe, Herpes usw.).

Für Begleiterscheinungen eignen sich bei:

Abmagerung	Umckaloabo Ø
Appetitlosigkeit	Alf. D 1
Ca-Rückständen	Maland. D 15–20
schlechtem Schlaf (Unruhe)	Zinc-v. D 3, 4, Aven. Ø, Rekonvaleszenzmittel (s. S. 240)
Aszites	Bewährt haben sich die RADEMACHERschen Mittel Aqua Quassiae und Aqua Nucis vomicae (DHU) Abrot. D 4–6 rasch fortschreitende Peritoneal-Karzinose Lob-e. D 2–4, Stann. D 8, Merc. D 6
Pleuraergüssen	Apis D 4–6, Caust. D 4–6, Canth. D 4–6 Abrot. D 4–6, Bry. D 3, Stann. D 8, Merc. D 6
Intoxikation	Okou. D 2–3 Echi. Ø-D 4 Kali-ar. D 6, Calc-ovor. D 6, Ova-t. D 12 (zusätzlich evtl. reinigende Einläufe etwa mit Kamille oder Schafgarbe)
Strahlenschäden	Rad-brom. D 30, Caust. D 4, 6, Stront-carb. D 12 Cadm. (Cadm-i.) D 12 Fl-ac. D 6 bei Röntgen-Ulcera Phos. D 12 Röntgen-Verbrennung Sil. D 4 Naphthochinon 15 Genitale und Darm
Bestrahlungen	ist nach VOISIN das einzige Mittel, das noch wirkt: Cadm. D 12–30 (auch Naphthochinon D 15!)
Lymphödeme (besonders nach Mamma-Operation)	Fl-ac. D 4 (Weitere Mittel: Cholin. citr. quaddeln über druckschmerzhaften Punkten und an regionäre Lymphdrüsen und tägl. Einreiben von Ungt. lymphaticum)
Krebskachexie – prämoribund	Form. D 3, Hell. D 4, Carc. D 30, Cory. Ø Kali-cy. D 30–200, Euph. D 200
Ikterus	(Intoxikation, Lebermetastasen) Zwischengabe von Flor-p. D 6–12, Okou. D 3

Röntgen-Kater	Rad-brom. D 30
Röntgen-Inappetenz	Aven. ⌀
Sarkomen	Thuj. D 4, Calc-f., Sil., Hecla, Kali-c., Bar-c., Lap-a. D 2–12
Karzinom-Schmerzen	Ars. D 6–30 (Ars-i.)
	Apis D 4–6
	Kali-ar. < von 01:00 Uhr bis 03:00 Uhr
	Sarcol-ac. D 6 Injektion
	Cit-ac.
	Tus-p. (Pestwurz) D 4
	Naja D 8
	Aur. D 6–12 bes. bei Korpus-Karzinom und bei Knochenschmerzen, < nachts
	Cinnb. D 4 Knochenschmerzen
	Calc-ox. D 6–12, Calc-ac. D 6
	Aster. D 8–12, Brom. D 6, Form. D 3
	Hydr. D 2–6 wenn Schmerzen Hauptsymptom
	Euph. D 4–12
	(Anthr. D 15, 30, Kali-cy. D 6, Calen. D 2, Lept. D 3, Cadm-br. D 6, Ph-ac. D 3–6)
	Carcinominum D 60, 200 harte Drüsen
	Brom., Bor., Ova-t.
	Cit-l. (Zitrone) 2,0/300,0 H_2O
	Cinnm. (Zimt) Schmerz und Gestank (Abkochung 1/4 Liter täglich)
– im letzten Stadium	Echi.
Bei stinkenden Sekreten	Kreos. D 4 Tbl. auch lokal bestens bewährt! (auch Dilut.)
	Calen. D 2 Tbl. lokal oder aufgelöst zum Spülen

Spezielle Mittel bei weiblichen Genital-Karzinomen

Uterus-Karzinom	→KENT 1911 / III 777, VOISIN 113
	Carb-ac. D 6 Portio und Vagina, brennende Schmerzen
	Nit-ac. D 6 Portio, „stinken und bluten"
	Arg. D 6–12, Arg-n. D 6, Ars. D 6–12, Ars-i. D 6–12
	Aur-chl. D 3–6 3 x tgl. über 3 Monate Korpus-Karzinom
	Aur-m-n. D 6 harte Karzinome

Bufo D 6, Hydrc. D 6, **Calc-ar**. D 6
Calc-f. D 6   hart
Calth. D 1
Carb-an. D 6   Brennen < durch Kälte (harte Ca.)
Carc. D 30   bessert Blutung und Schmerz
Cond. D 2–30, Con. D 6–30, Graph. D 6–12
Hydr. D 2–6   Portio ulzerierend
Kali-ar. D 6   Kollum-Karzinom blumenkohlartig
Lach. D 8   bes. auch bei Thrombosen
Lap-a. D 2–12
Kreos. D 4–12   stinkender Fluor (auch lokal Tbl. D 4 in die Vagina) ulzerierendes Kollum-Karzinom
Lyc. D 6–12
Murx. D 4
Phos. D 6–12
Thuj. D 4–6
Sep. D 6   bes. bei Korpus-Karzinom
Sil. D 4–6

Vaginal-Karzinom
Carb-ac. D 6–12
Hydr. D 2 oder Kreos. D 4   tgl. 3 Tabl. in die Vagina einlegen

Ovarial-Karzinom
Carbo-veg-pol. D 4–6   harte Karzinome
Ars. D 6, Lach. D 8, Plat. D 6–12, Con. D 6–30, Thuj. D 8, 10, Apis D 4–30, Kreos. D 4–6,
Lyc. D 6–12
Lob-e. D 2–4   rasch wachsende Netztumoren

Vulva-Karzinom
Ars. D 6
Con. D 6–30, *Thuj.* D 4–6

Mamma-Karzinom
→ KENT 639 / II 233, VOISIN 112
Vorbeugend: Olivenöl
Con. D 4–6–30   Brüste atrophisch, schlaff, geschrumpft. Unverträglichkeit von Kälte; oft schwächliche Frauen (VOISIN: traurige Frauen, alte Jungfern), nach Traumen; keine Schmerzen (nach Stiegele 1–3)
Phyt. D 6, 12   besonders bei Dicken
Hydr. D 4–12   allgemeine Abmagerung, bes. im Beginn der Therapie (Leber), derb, schmerzhaft
Aster. D 8, 12   linksseitig, Schmerzen ziehen gegen den linken Arm, verbackene Haut,

Lymphknoten, Ulzeration, Schmerzen
< nachts und vor der Periode, akut, lanzinierende Schmerzen.
Graph. D 6–12   bei entsprechender Konstitution, Karzinom in alten Narben
Caps. D 4–6   Morbus Paget
BCG D 4–6

Weitere Mittel

Nit-ac. D 6, Ox-ac. D 6, Form-ac. D 6, Alum. D 6, Apis D 4
Arg-n. D 6–12, Ars. D 6–12, Aur.
Ars-i. D 6   nach Beginn der Ulzeration
Bad. D 6   mager, frostig, berührungsempfindlich
Bell-p. D 4   nach Traumen
Bell. D 4
Brom. D 6   links
Bry. D 3, Bufo D 6–12, Murx. D 4
Calc-c. D 6, Calen. D 1–4
Calc-f. D 6   vielfältige Knoten
Calc-i. D 6   schmerzhaft < vor der Periode
Carbo-veg-pol. D 3, 4   (enthält Kobalt)
Carb-an. D 6   Gefäßneubildungen an der Peripherie
Carb-v. D 6, Clem. D 6
Euph. D 30   Schmerzen
Chim. D 1   mit Schmerzen, nach Traumen
Cond. D 3–30, Form. D 12–30, Gali. D 4, Kali-i. D 4–6, Iod. D 6
Ger., Lach. D 8
Kali-cy. D 30 / 300   prämoribund
Lyc. D 6, Lac-c. D 12, Merc. D 6–12, Phos. D 12, Plb. D 6
Plb-i. D 6   schmerzhaft
Psor. D 20–30, Puls. D 4
Semp. D 1–6   schmerzhaft, blutend, ulzeriert (auch Injektion)
Sep. D 6
Sil. D 6, 12   Szirrhus
Thuj. D 4, Tub. D 30

Bei **Szirrhus** denke man besonders an

Con. D 6–30, Sil. D 12, Ars. D 6–12, Calc-f. D 6, Kreos. D 4–6
Carb-an. D 6, (Cond., Lap-a., Phyt., Scirrhinum)

Bei **Epitheliomen**	→ KENT 639 II/233 Con., Bufo, Hydr.
Bei **blutenden Karzinomen** haben sich bewährt	Phos. D 6–12, Lach. D 12, 15, *Kreos.* D 4, 6, 12 Kollum-Ca, Thuj. D 4–12, *Sang.* D 4–6 Erig. D 4–30 Uterus, Blase *Crot.* D 15 Blase 1 x tgl. injiziert + Millefolium D 4 p.o. Cist. D 2, 4 offen, blutend (Berb. D 3, Ham. D 2, Cinnm. D 4, Glacies Mariae (DHU) D 6 Injekt., Ger. D 4)
Wenn bei Karzinom-Operation die Haut zu straff gespannt ist, hilft	Kali-p. D 6

Homöopathische Mittel bei Operationen

Wenn auch in akuten Fällen die Intensivbehandlung des operierten Patienten große Erfolge aufzuweisen hat, so bleiben der homöopathischen Betreuung des Operierten doch die meisten Fälle mit ganz beachtlichen Möglichkeiten, welche die Allopathie oft übertreffen, insbesondere aber nie schaden.

Adhäsions-Prophylaxe	Calc-f. D 6
Angst vor der Operation	Acon. D 30 Unruhe, Todesangst Gels. D 12–30 Furcht mit Zittern Phos. D 200 (1 x)
Anurie	Caust. D 4–200
Arrhythmie	Nux-v. D 4, Bar-c. D 4
Bauchdeckeninfiltrat	Hep. D 30 tgl. Merc-i-r. D 6 Tbl.
Bauchschmerzen	Staph. D 4
Bei Nervenverletzungen prophylaktisch	Hyper. D 3–6
Bei Schmerzen durch Nervenzerrungen und Lähmungen	Hyper. D 3–6
Blähungsbeschwerden	Raph. D 4–6, Mom. D 3
Blutgerinnungsstörungen	Hir. D 200, Crot. D 15, Lach. D 12
Blutung	
– kapillar gegen Ende der Operation	Mill. D 3, 4 als Injektion
– postoperativ, prophylaktisch	Arn. D 3 Bell-p. D 6
– Wundränder bluten (auch sonstige hellrote Blutungen)	Mill. D 3, 4 als Injektion
Darmatonie nach Laparotomien	wird durch prophylaktische Gabe von Staph. D 4 (4 Tage tgl. 1 Injektion) fast immer vermieden,

	ebenso der **Blähbauch und Schwierigkeiten beim Abführen.** Staph. leistete bei einer großen Vergleichsreihe von 3000 Laparotomien soviel wie die nicht ungefährlichen allopathischen Parasympathikomimetika (Ubretid). Bei Sectio Staph. D 8!
Darmatonie, Subileus, Ileus	Die Stärke der Homöopathie liegt in der Vorbeugung. Man kann Op. D 6–30 und Staph. D 4 versuchen, sollte aber mit der schulmedizinischen Intensivtherapie nicht zu lange warten!
Darmschmerzen (postoperativ, ehe Winde gehen)	Raph. D 4–6
Dekubitus	Fl-ac. D 6, Arn. D 3, Echi. D 3, 4, Lach. D 12, Hyper. D 6
– Prophylaxe	Paeon. D 3, Schüssel mit Wasser unter das Bett schieben, täglich frisch (nach E. SCHLEGEL)
Drohende Peritonitis	(s. auch Infektionsprophylaxe) Acon. D 6, Verat-v. D 6, Bell. D 4, Bry. D 3
Eiterungen	Hep. D 3–4–200 Myris. D 3 „das homöopathische Messer" Merc. D 6 Tbl., nach einigen Tagen Übergang auf Merc-i-r. D 6 Tbl. Sil. D 4, 6 Tbl. bei chron. Eiterungen
Entzündliche Suturen der Naht	Ars. D 30
Erbrechen, anhaltendes	Nux-v. D 6, Apom. D 4, 6, Ip. D 4
Erysipel	(Antibiotika sind fast immer entbehrlich) Bell. D 4, 6, Rhus-t. D 4, 6, Apis D 4, Chin. D 4
Fisteln	Sil. D 4
– nach Bauchoperationen	Aeth. D 4
Flatulenz, Blähungen	gehen schwer ab, machen Beschwerden Mom. D 3 auf Diagnose Coloc. D 4 > Druck auf den Leib Op. D 6, Mag-p. D 4–8, Carb-v. D 6, Staph. D 4 Dios. D 6 > Liegen auf dem Bauch Lyc. D 6–12 Bauch berührungsempfindlich

	Raph. D 4–6 kann nicht aufstoßen, nicht Winde lassen
Herzschwäche	An 1. Stelle stehen Strophanthin und Digitalis in schulmedizinisch üblicher Dosis. Crataegus ⊘ postop. und bei Altersherz besonders indiziert, kann auch immer Strophanthin und Digitalis zugegeben werden (Crataegutt-Stroph., Crataelanat). Cact. D 1 bei starker Herzbeklemmung Verat. D 4 mehr bei Kreislaufkollaps Laur. D 4 bei Cor pulmonale (auch wenn **Zyanose** trotz Strophanthin-Volldosierung anhält) Bei Versagen von Strophanthin-Volldosis hilft oft noch Apoc. D 4.
Infektionsprophylaxe	Pyrogenium D 15–30 wenn nicht intensivere Therapie mit Lach. D 12, Pyrogenium D 30, Echi. D 4 als Injektion i. m. angezeigt ist
Intubations-Laryngitis, -Tracheitis	lässt sich ganz erheblich verringern durch prophylaktische Gaben von Arn. D 3, 4
Katheterzystitis	ist besonders bei vaginalen Operationen (vordere Plastik) sehr häufig. Beste Prophylaxe Arn. D 3, 4 und mit gleichem Erfolg Camph-ac. D 4 oder beide kombiniert. Am Kreiskrankenhaus Reutlingen bekamen die Operierten 4 Tage lang Staph. D 4 und Arn. D 4 in der Mischspritze 1 × tgl., anschließend 1 Woche Arn. D 3 per os 3 × tgl. ca. 7 Tropfen. Dabei fanden sich 50% weniger Harnwegsinfekte als bei allopathischer Behandlung. Weiteres s. bei Zystitis.
Kolik nach Laparotomie	Staph. D 4
Lähmungen	(Lagerungsschäden) Hyper. D 6–30–200–1000
Lymphödem nach Mamma-Karzinom-Operation	Fl-ac. D 6 (Ungt. lymphaticum, Cholin. citr. Inject.)
Meteorismus	Chin. D 4–12, Staph. D 4, 8 i.v.
Migräne nach Uterusextirpation	Torm. D 30

Nachblutung nach Abrasio	Arn. D 6, Nit-ac. D 30
Narben	
– alte, brechen wieder auf	Vip.
– Neurinom	Hyper. D 6 hilft oft im Beginn Calc., Staph.
– Kontrakturen	→ KENT 571 / II 165 Graph. D 12
– zur Resorption von	Sil. D 4–6, Thiosin. D 4 (auch bei Adhäsionen und Strikturen)
– rot, verhärten sich	Sil. D 4, 6
– Wucherung, Keloid	Fl-ac. D 6 juckend, derb, rot Sul-ac. D 6 brennend Caust. D 6 schmerzhaft Nit-ac. D 6, Calc-f. D 6 Bad. D 6 blass (+ Graphites D 6) Sil. D 4, Thuj. D 4, Carc. D 30 bewährtes Mittel: täglich mit Zitrone einreiben, am besten prophylaktisch
– Schmerzen	Fl-ac. D 6 Rötung, Jucken < i. d. Wärme Nit-ac. D 6 < bei Wetterwechsel Caust. D 6 < bei kaltem, trockenem Wetter Calc-fl. D 6 mit Neigung zu Keloid Sul-i. D 6 Verhärtung und Rötung Con. D 6 auch lokal als Conium-Salbe Sil. D 4, 6
Narkose nicht verträglich, auch prä- und postoperative Medikamente	Nux-v. D 6 am besten als Injektion Okou. D 3
Nerven-Verletzungen	Hyper. D 6–30 Spig. D 4 linksseitig
Neuralgien nach kastrierenden Operationen	Acon. D 10
Neuritis postoperativ	All-c. D 12–30
Niereninsuffizienz	(falls nicht Intensivbehandlung erforderlich!) Cupr-ar. D 6, Merc-c. D 6, Glon. D 6
Obstipation	Nux-v. D 6, Graph. D 6–12, Nat-m. D 6, Op. D 6–30

Phlebitis	Lach. D 12 + Echi. D 4 + Pyrogenium D 30 am besten als Mischspritze ebenso Bell. D 4 + Echi. D 4 Apis D 4, Puls. D 4, Ham. D 2 Arn. D 3, 4 zur Vorbeugung
Post-appendizitisches Syndrom	Nux-v. D 4–12, Abrot. D 30, Teucr. D 4–6
Psychophysische Dystonien nach Hysterektomie	Ars. D 30 (Q VI-XVIII)
Rekonvaleszenz-Mittel	Acet-ac. D 6 alle Säuren können in Frage kommen Ph-ac. D 3 (6) Schwäche, besonders nach Eiterung Pic-ac. D 6–30 sexuelle und allgemeine Schwäche, will liegen und ruhen, > Bewegung in frischer Luft, > kaltes Wasser, < Hitze Succ-ac. D 15, Sul-ac. D 6 Ambr. D 3 nervöse Schwäche, schlechter Schlaf Aven. ∅ schlechter Schlaf, Appetitlosigkeit Chin. D 4–12 nach Blutverlusten Chin-a. Caust. D 4, 6, Cast. D 3, 4, Helon. D 3, 4 Nat-m. D 200 chronische Harnwegsinfekte Carb-v. D 12 Kälte, Blässe (evtl. lokales Brennen) Entmutigung, Kollaps, kalter Schweiß, aufgesprungene Lippen, will frische Luft, heisere Stimme Verat. D 4 Hypotonie, Kollaps-Neigung Psor. D 30 verzögerte Rekonvaleszenz Sel. D 6 Schlafsucht
Restharn	Thlas. D 2–4, Nat-s. D 4
Schlaflosigkeit	Hyos. D 6, Stict. D 4, 6
Schleim, nach Operationen zäher	Stann. D 3
Schmerzen	Acon. D 6
– mit Angst und Unruhe	
– nach Laparotomien	Raph. D 6, Coloc. D 4, 6 Ham. Ø-D 12 (→ BOERICKE) Hyper. D 6 + Arn. D 6 Wundschmerz

– postoperativ	Ham. ∅-D 12 → BOERICKE
Schock	Arn. D 4, Camph. D 3, Verat. D 4, Ars. D 6–30
Septisches Fieber	(sofern nicht Antibiotika indiziert sind oder wenn Antibiotika versagen oder nicht vertragen werden)
	Lach. D 12, 15 + Echi. D 4 + Pyrogenium D 15, 30 (Mischspritze)
	Bell. D 4 + Echi. D 4 Mischspritze
	Bapt. D 4, 6
	Chin-a. D 6 Schüttelfrost
	Rhus-t. D 6
Singultus	Hyos. D 6 (Raph. D 6, Laur. D 4, 6)
Totaloperation, Beschwerden nach	s. auch Narben Acon. D 6–30, Lach., Sep., Puls., Ign.
Toxische Erscheinungen auf Medikamente (Exanthem usw.)	Okou. D 2, 4 (D 6 Injektion)
Übelkeit, Erbrechen, postoperativ	Nux-v. D 6 (bei den wenigen Versagern hilft dann Lyc. D 6, Ferr. D 4–12, Okou. D 3)
Überschießende Granulationen	Nit-ac. D 6–12
Unruhe bei Nacht	Ars. D 12, 30
Unruhig, aufgeregt	Acon. D 30, Rhus-t. D 6–12
Uterus-Verwachsungen	Lil-t. D 6, Sep. D 6
Verwachsungsbeschwerden, postoperative (Störfeld Narbe!)	Calc-f. D 6, Graph. D 6–12 Hyper. D 6 „die Arnica der Nerven" Naja D 15 Schmerzen links (linke Leiste) Sil. D 4, 6
Wundschmerz	Hyper. D 6 und Arn. D 3–6
Zystitis, Dysurie	Tereb. D 6 (1 x D 200) Canth. D 4, 6, Merc-c. D 4, 6, Pop. D 2, Nit-ac. D 6 Benz-ac. D 6 (Pferdeharngeruch) Bell. D 4 Prun. ∅-D 1 Con. D 6 Blasen-Atonie

Sachverzeichnis

A
Abgespanntheit, körperliche 139
Abmagerung 5, 232
Abneigung 5
– gegen Koitus 111, 120
– gegen Männer 114
Abort 134, 139
– der Geburt 157
–, infizierter, fieberhafter 134
–, Koitus 121
–, Stillen 166
Abortus imminens 131
Absenzen 64, 75
Absonderliche Gelüste 139
Abstillen 157, 164
Abszesse, multipel am Daumen 167
Abwärtsdrängen 64
Achselhaare, ausfallend 5
Achselschweiß 5
Adhäsions-Prophylaxe 237
Adhäsionsbeschwerden 218
Adipositas ohne Ursache 5
Adnex-Erkrankungen 217
– -Tuberkulose 218
– -Tumoren, alte gonorrhoische 218
Adnexitis 217
–, chronische 218
–, subakute 218
Adnexkrampf 157
After-Schmerzen 139
–, Druck auf 91
–, Krampf 64
Agalaktie-Hypogalaktie 163
Aggressiv 6, 64
Agrypnie 139
Ahnungen 6
Akne 25, 64, 75, 101, 139
– am Kinn 157
– durch sexuelle Exzesse 118
Akromegalie 6
Akrozyanose 6
Alberne Frauen 6
Albuminurie 139
Alkoholismus 139, 157
Alleinsein 75
Alopezie 6, 101, 139, 157
Altledige Frauen 6
Amalgam 6
Amenorrhoe 26, 31, 157
Amoralität 119
Anal-Erkrankungen 195
– -prolaps 157

Anämie 6, 165
– durch Stillen 157
Androgyn 6
Anerkennung 6
Anfälle, hysterische 15
Angina 64, 75
Angiospasmen 101
Angst 6, 75, 91, 101, 120, 139, 153
– und Schwermut 64
– vor der Geburt 150
– vor der Operation 237
– vor Karzinom 6
– zum Arzt zu gehen 6
Anorexia nervosa 6, 8
Anschwellung des Körpers 64
Antibaby-Pille 6
Antibiotika-Schäden 6
Anurie 139, 157, 237
– nach Geburt 167
Anus 195
–, feucht 75
Apathie, gleichgültig 101
Aphonie 65, 76
Appetit, vermindert 165
–, vermehrt 65, 76
Appetitlosigkeit 65, 76, 170, 232
Arbeit, zuviel 7
Ärger, Folgen von 7
Argwöhnische Frauen 7
Arrhythmie 237
Arrogante Frauen 7
Arthropathien 101
Arzneimittel-Intoxikation 7
Asphyxie (blau) 167
Asthma 65, 76, 101
Aszites 232
Atemnot 65, 76, 91, 101
– -syndrom 167
Atonie 157
Atrophie der Brüste 170
Aufgeregtheit 76
Aufkratzen 170
Aufstoßen 65, 76
Aufwachen mit Erstickungsanfällen 76
Augen 76
–, morgens verklebt 167
Augenbrauen 7
Augenlider zucken 65
–, verklebte 76
Augenringe 7
Ausschlag 65, 76, 91
Autoaggressionskrankheiten 7

Autoimmunkrankheiten 7
Autointoxikation, chronische 7
Autoritäre Frauen 7
Axilla, Jucken in der 65

B
Backfischmittel 7
Bartholinitis 194
Bartwuchs bei jungen Mädchen 7
Bauch 7, 65, 76
–, empfindlich 91, 140
Bauchdecken, schmerzhaft 140
Bauchdeckeninfiltrat 237
Bauchmuskelschmerz 140
Bauchschmerzen 91, 237
– in Bauchlage 225
– ohne Befund 224
Becken-Endlage 140
Beckenbodenparese 223
Beckenverletzungen 7
Beendet nichts, was sie angefangen hat 7
Behäbige Frauen 8
Beine 77
–, blau 167
–, schmerzen 66
Beißen, Neigung zu 8
Beklemmung (Übelkeit) 77
beleidigt, leicht 8
Beleidigung, kann B. nicht vegessen 8
Benommenheit 77
Berührung 8
–, überempfindlich 8
Beschwerden 122, 127
–, allgemein 158
– bessern sich in der Gravidität 139
– in der Schwangerschaft 139
– nach Röntgen-Kastration 111
– verschlimmern sich in der Gravidität 139
– verstärken sich beim Stillen 165
– vor der Periode 64
– wechselnd 148
Besorgte Frauen 8
Bestialität 119
Bestrahlung 232
Beten 77
Bewusstlosigkeit 77, 140, 153
Binde tragen nicht möglich 77
Blähbauch 101
Blähungen 77, 238
Blähungsbeschwerden 237
Bläschen (Pemphigoid) 167
Blasenbeschwerden 25, 65, 77, 140, 158
Blasenmole zum Ausheilen 134
Blasenschwäche 223
–, (nervös) 8
Blasenstörung 65, 77
Blässe 77
Blaue Mäler 8

Blindheit, vorübergehend 77
Blut macht wund 77
Blutandrang 103
– zum Kopf 140
Blutgerinnungsstörungen 237
Blutung 23, 101, 237
–, reichlich 158
–, juvenile 50
–, starke 216
Blutverluste, Folgen von 8
Blutwallungen 66, 77
Bösartige, rachsüchtige, harte Frauen 8
Boshafte Frauen 8
Brennen 77, 103
– am After 140
– und Jucken der Vulva 91
Brust 66, 78, 140, 171, 172
–, empfindlich bei Berührung 176
–, geschwollen, Milchsekretion 91
–, unterentwickelt bei jungen Mädchen 170
–, vergrößert, schmerzhaft 103
Brustbeklemmung 66, 78
Brustknoten 182
Brustmuskel 179
Brustnarben wie entzündet 140
Brustschmerzen 66, 91, 92, 165
– nachts 103
Brustwarzen 176
–, Rhagaden 165
–, Schmerzen 165
Bulimie 8

C
Ca-Rückstände 232
Charakterveränderungen 8
Chlamydien-Infektion 9
Chloasma 140
Chorea 78
–, Vikariationseffekt 111
Choreatische Symptome 66
Clavicula-Fraktur 167
Cortison-Schäden 9
Cushing 9
Cutis marmorata 9

D
Damenbart 9
Damm 194
Darmatonie 237, 238
Darmschmerzen (postoperativ, ehe Winde gehen) 238
Defloration-Zystitis 9
Dekubitus 238
Demütigung 9
Depression 66, 78, 92, 103, 111, 140, 158
Deszensus 158, 222
–, gefühl 67, 78, 158
Diabetes 140

Sachverzeichnis

Diarrhoe 67, 79, 92, 103, 140, 158, 165
– durch Muttermilch 167
Diktatorische Frauen 9
Drogensucht 9
Durst 67
–, großer 79
Dysmenorrhoe 25, 53, 61
– vor der Menopause 103
Dyspareunie 119
Dyspnoe 103, 140
Dysregulation, orthostatische 18
Dystonien, psychophysische, nach Hysterektomie 241
Dystrophia adiposogenitalis 9
Dysurie 139, 158, 242

E
Egoistische Frauen 9
Egozentrische Frauen 9
Ehemann 9
Eheschwierigkeiten 9
Ehrgeizige Frauen 9
Eierstockschmerzen 79, 92
Eifersucht 9
Eifersuchtswahn 10
Eigensinnig 10
Eiseskälte 67
Eiskalte, hydrogenoide Frauen 10
Eiterungen 238
Ekel vor Speisen 138, 140
Eklampsie 140, 153, 158
Ekzem 79, 92, 103, 111, 167
Elephantiasis 10
Emanzipierte Frauen 10
Embryopathie 169
Emesis 135, 141
empfindlich 10, 67
Endometriose 214
Endometritis 158, 213
Entblößen 118
Entgiftung 6
Enttäuschungen, sehr empfindlich gegen 10
Entzündliche Suturen der Naht 238
Epheliden 10
Epilepsie 79, 141
–, Urämie 158
Epileptiforme Anfälle 103
Epileptische Anfälle 67
Epitheliom 236
Epulis 10
Erbrechen 67, 79, 92, 103, 141, 168, 242
–, anhaltendes 238
–, unstillbares 136
Erdstrahlen, empfindlich gegen 10
Erkältung 79, 158
Ernste Frauen 10
Erregte Frauen 10
Erregung 67, 79

–, seelische 153
Erschöpfung 10, 11, 103, 141
Erschütterungen 11
Erstickungsgefühl 79, 120
Erysipel 79, 238
Erythrozyanose 11
Eugenische Kur 127
Examensangst 11
Exanthem 92
–, perioral 103

F
Faule Frauen 11
Fernsehschläfer 11
Fettleibigkeit 103
Fieber 67, 79
Fingerkrämpfe 153
Fisteln 238
Flatulenz 67, 79, 92, 158, 238
Flecken im Gesicht 11
Flitterwochenmittel 11
Fluchen 11, 19
Fluor 67, 79, 92, 103, 141, 204
Foetor ex ore 67, 80, 92
Follikel-Persistenz 61
Fontanelle gespannt 168
Fresslust 67
Frieren 92, 141
–, beständig 13
Frigidität 92, 113
– mit Depressionen und Apathie 80
Frost 80, 141
Frösteln 67, 80, 103
–, nachts 67
Frostig 13
Frühgeburt, Zustand nach 168
–, drohende 131
Furcht 68
–, allgemein 141
–, Folgen von 13
Furunkel 80, 86
Füße 11
–, feuchte 79
–, kalt 80
–, Ödeme 80
–, Schmerzen 80

G
Gähnen 68
Galaktorrhoe 80, 163, 173
Gallebeschwerden 141
Gänsehaut 13
Gaumen, brennender 80
Geborgenheit, Verlangen nach 13
Geburtseinleitung 152
Geburtshilfe 149
Gefäßspasmen 103
Gefühl, elektrisches 10

Gefühllose Frauen 13
Gehen nicht möglich 141
Gehör schlecht 80
Geistesstörungen 103
Geistig überfordert 13
Geistige Erschöpfung 92
Geizige Frauen 13
Gekränkt, leicht 13
Gelenkbeschwerden 80, 104
Gemütsstörungen 103
Genital-Karzinom 233
Genitale Hypoplasie 13
–, äußeres 187
–, Brennen und Jucken am 80
–, Schwellung 158
Gereiztheit 80, 89, 161
Geruch des Körpers, übel und geil 80
–, übler 185
Geruchsüberempfindlichkeit 135
Gerührt, leicht zu Tränen 13
Geschwätzigkeit 13, 77, 80
Gesellschaft 81
Gesicht, aufgedunsen 62, 140, 141
–, Ausschlag 68
–, Schmerz 81, 141
Gewissenhaft, übermäßig 13
Gewissensbisse, leiden unter 13
Gingivitis gravid 141
Glanduläre Hyperplasie 104
Gleichgültig 68
– gegen Kranke 14
–, apathisch 104
Glieder, Taubheit 81
–, Müdigkeit 141
–, Schmerzen 81
Globusgefiihl 104
Granulationen, überschießende 242
Grausamkeit 14
Gravidität, abgestorbene 134
–, ekzemfrei in der 141
Grimmige Frauen 14
Grobheit 14
Groll, tiefer 14
Größenwahn 14
Grossesse nerveuse 141
Gürteldruck, unerträglich 81

H
Haarausfall 14, 104
Haare 14
Hals 14
–, Schmerzen 68, 81
Hämorrhoiden 68, 81, 92, 104, 141, 158, 199
Handschweiß 14
Onanie, Hang zur 118
Harn-Inkontinenz 142
Harndrang 68, 81, 92, 142, 223
Harnfluss, reichlich 68, 81

Harninkontinenz 81, 159, 223
Harnröhre, Brennen 81
Harnträufeln 159
Harnverhaltung 14, 81, 158
Hartherzige Frauen 14
Hass 14
Hastige Frauen 14
Hausputzfieber 15
Haustyrannen 15
Hautausschlag 68, 81, 165
Hautkrankheiten 81
Heimweh 15, 142
Heirat 15
Heiserkeit 68, 81
Heißhunger 68
–, Anfälle 15
Hellsichtige Frauen 15
Herpes 68
– labialis 81
– simplex 142
Herrschsüchtige Frauen 15
Herzbeschwerden 105
Herz, Klopfen 15, 68, 77, 82, 105, 142
–, Schmerzen 82, 153
–, Schwäche 239
–, Störungen 93
Heulen 19
Hinterlistige Frauen 15
Hirnblutung 168
Hirsutismus 15
Hitze 67, 69, 82
Hitzewallungen 105
–, absteigend 106
–, aufsteigend 106
Hoffnungslosigkeit 15
Hörstörungen 82
Hüft- und Rückenschmerzen 69
Hunger 69
Husten 69, 82, 106, 142
Hydrozele 168
Hydrozephalus 168
Hyperemesis 135, 142
Hypergalaktie 164
Hyperhidrosis 15
Hyperkeratosen 168
Hypermenorrhoe 41
Hyperthyreose 106
Hypertonie 107
Hypertrophie 172
Hypo-Oligomenorrhoe 34
Hypogalaktie 159
Hypogenitalismus 15, 187
Hypotonie 142

I
Icterus neonatorum 168, 232
Ileus 238
Illusionen, Neigung zu 15

Sachverzeichnis 247

Imbezillität 15
Incontinentia urinae 107
Induration 172, 220
Infantilismus 15
Infektionsprophylaxe 239
Intersexuell 16
Intolerante Frauen 16
Intoxikation 232
Introvertierte Frauen 16
Intubations-Laryngitis 239
Ischias 142

J
Jähzornig 16
Jammern 16, 82
Jucken der Beine 82
– in den Achseln 69
– und Brennen der Vulva 93
–, heftiges in der Brust 172

K
Kachexie, hypophysäre 15
– Simmondsche 19
Kälte 82, 142
Kältegefühl 69
– in den Oberschenkeln 93
Karzinom 172, 229
–, Schmerzen 233
–, blutende 236
Katheterzystitis 239
Keifende Weiber 16
Kephalhämatom 168
Kindsbewegungen, schmerzhaft 142
Kitzlig, extrem 16
Kleider zerreißen 19
Kleptomanie 16
Klimacterium praecox 107
Klimakterische Beschwerden 95, 101
Klitoris 194
Knie, Schmerzen in den 82
Knöchel-Ödeme 69, 83
Koitus 120
–, Abneigung gegen 107
–, Drang zum 120
–, ungern 93
Kokzygodynie 83, 159, 227
Kolik 69
– nach Laparotomie 239
Kollapsneigung 83
Komedonen 16
Konjunktivitis durch Luftzug 168
Konvulsionen 69, 83, 143, 159
Kopf, schwer 83
–, Pulsieren im 69
–, Ekzem 16
–, Kongestion 83
Kopfschmerzen 69, 83, 93, 107, 143, 159
Körpergeruch zur Periodenzeit 25

Krämpfe 69, 143, 159, 169
–, hysterisch 153
– des Uterus, Kontraktionen 143
– durch sexuelle Überreizung 117
–, Anfälle 83
Krankheit 16
Kränkungsfolgen 16
Krebskachexie 232
Kreuzschmerzen 70, 83, 93, 107, 226
Kritisch, besonders 83
Kryptorchismus 169
Kummerfolgen 16

L
Labien 193
Lähmung, Erbsche 168
Lähmungen 159, 239
Lampenfieber 16
Laune, schlechte 70, 83
Launische Frauen 16
Leberflecken, Auftreten von 143
–, Schmerz 84
–, Störungen 107
Leib aufgebläht 84
Leistengegend, Schmerzen in der 70, 84
Lendenschmerz 84
Lesbische Frauen 118
Libido erhöht 93
–, wechselnd, gesteigert – vermindert 118
–, unterdrückte 118
–, Steigerung 70, 107
Lichen pilaris 16
Liebeskummer 16
Liegen, immer nur auf einer Seite 169
Ligamentumrotundum-Schmerz 165
Lipome 17
Lochien 159
Luftabgang aus der Vagina 84
Lügen 17
Lumbalschmerzen 226
Lumbosakralschmerz 70, 84, 143, 226
Lymphödeme 17, 232
– nach Mamma-Karzinom-Operation 239

M
Magen 70, 84, 93, 143
–, Leere 107
–, Schmerzen 70, 165
mager 13
Magere Menschen 17
Magersucht, hypophysär 17
Malaria 143
Mamma 70, 171
– Karzinom 182, 234
– Tumoren 182
Manische Zustände 70
Männer, Vorliebe zu älteren 17
Mannweiber 17

Mastitis 166, 180
–, chronische 181
–, subakute 181
Mastodynie 84, 173
Mastopathie 176
Masturbation, Neigung zur 118
Medikamentenüberempfindlichkeit 17
Melancholie 141
–, religiöse 143
Menarche 33
Menopause 111
–, frühzeitige 103, 111
Menorrhagie 41
Menschenmenge, Angst in 17
Menstruation in der Schwangerschaft 143
Menstruations-Kopfschmerz 25, 62
Meteorismus 84, 169, 239
Metritis 160
– acuta 213
– chronica 213
– subacuta bei jungverheirateten Frauen 213
Metrorrhagie 51, 111
Migräne 25, 62, 70, 107, 239
Milch versiegt 163
–, wässerig 164
Milcheinschuss 163
Milchknoten 164
Milchsekretion nach Abstillen 164
Milchstauung 164
Misstrauisch 17
Mittelblutung 52
Mittelschmerz 61
Mons veneris, stechender Schmerz 187
Moralisches Empfinden herabgesetzt 17
Mord- und Suizidimpulse 84
Morgenübelkeit 138
Müdigkeit 70, 84, 93, 103, 143
Mund wund 166
–, Brennen 143
Mundgeruch 84
Muskelkater 160
Muskelkrämpfe 84
– (schmerzhaft) 143
Muskeln und Gelenke, Wehegefühl 84
Muskelschmerzen 143, 160
Mutterbänder 160
–, Schmerz 144, 212
Muttermilch 169
Muttermundsrigidität 153
Myalgien 107
Myome 215

N
Nabel, blutender 169
Nabelschmerz 84
Nachblutung nach Abrasio 240

Nachgiebig 17
Nachtragend 17
Nachtschweiße 70, 84
Nachwehen 160
Nacken-Ekzem 17
Nackt ausziehen, gerne 17
Narben 240
–, eitern 172
Narkose nicht verträglich 240
Nase 17
–, verstopft 70, 169
Nasenbluten 17, 70, 85, 93
– in der Menopause 111
Neigung zu Aborten 133
– zu Eiterung 181
Nephropathie 144
Nerven-Verletzungen 240
–, prophylaktisch 237
Nervenschmerzen 85
Nervös, erschöpft 13, 107
Nervöse Beschwerden 17
Nervöse Erregbarkeit 107, 154
Nervosität 70, 85, 144
Nesselsucht 85
Neugeborene 167
Neugierig, extrem 18
Neuralgien 70, 85, 108
– nach kastrierenden Operationen 240
Neuritis 144
–, postoperativ 240
Neuropathische Frauen 18
Niedergeschlagenheit 71
Niereninsuffizienz 240
Nierenschmerzen 85
Nymphomanie 85, 108, 117, 144, 160
Nystagmus, choreoforme Zuckungen 169

O
Oberbauch 71
Oberschenkel 18
Obstipation 18, 71, 85, 93, 144, 160, 240
Obszöne Reden 85
Ödeme 83, 85, 144, 169
Ohnmacht 71, 77, 85, 93, 108, 144, 153
– bei gynäkologischer Untersuchung 185
Ohrensausen 71, 77
–, rechts 108
Ohrgeräusche 71, 85, 93
Oligurie 71, 85
Onanie 118
Oophoritis 220
Operationen 237
Ophthalmie 169
Organ-Erkrankungen 185
Orgasmus 85, 119
Osteochondrose 18
Osteoporose 18, 108, 111
Ovar druckschmerzhaft 219

Sachverzeichnis   249

Ovar-Erkrankungen 219
Ovarial-Karzinom 234
–, neuralgie 220
–, Resektion, Folgen von 220
–, Tumoren 220
–, zysten 219
Ovarialgie 71, 85, 93, 122, 220
Ovarien 220
Ovariitis 220
Oxyuren 18

P

Panaritium 161
Parametritis 214
– chronica 214
Parametropathia spastica 214
Parästhesien 108, 144
Parovarialzysten 220
Partusisten, Schäden 18
Pelveoperitonitis 214
Pemphigoid 169
Perimetritis 214
Perioden-Begleiterscheinungen 25
Periodenblutung während Stillzeit 166
–, unregelmäßig 26, 34
–, unterdrückt 29
–, verfrüht 34
–, verspätet 34
Periodizität 18
Peritonitis, drohende 238
Periorale Blässe 18
Periorales Exanthem 108
Pervers 118
Phlebitis 144, 161, 241
–, rezidivierende 145
Phlegmasia alba dolens 161
Pickel am äußeren Genitale 71, 86
Plazentaretention 156
Pleuraergüsse 232
Plexus-Lähmung 169
Pollakisurie 71, 86
Polyglobulie 108
Polymenorrhoe 41
Poriomanie 71
Portio 211
Post-appendizitisches Syndrom 241
Präeklampsie 145
Präkanzerose 183
Prolaps 86, 93, 222
Prozeßsüchtige Frauen 18
Pruritus 93
– ani 198
– cutaneus 111
– universalis 86, 145
– vaginae 71, 86, 145
– vulvae 108, 145
Psoas-Syndrom 228
Psychische Störungen 103

Psychosen 145, 161
Pubertät 32
Pubes wund 86
Puerperalfieber 161
Pulsieren im Kopf 71
Pusteln 80, 86
Pyelitis 145
Pyelonephritis 145
Pylorospasmus 169
Pylorus-Stenose 169
Pyodermien 169

R

Rachsüchtig, bösartig 18
Ranula 145
Rauschgiftsucht 18
Reiben 170
Reinlichkeit 18
Reizbar 71, 109, 145
–, wortkarg 86
Reizblase 8, 71, 109
Rekonvaleszenz-Mittel 241
Rektale Untersuchung schwierig, wegen
  Sphinkterverkrampfung 195
Rektum-Prolaps 153, 161
Rektum-Tenesmen 86
Restharn 241
Retinitis 146
Rheumatismus 72, 86, 109
Rhinitis 86, 169
–, chronisch 18
Riesenwuchs 18
Romantisch 18
Röntgen-Inappetenz 233
Röntgen-Kater 233
Röteln 169
Rotundum-Schmerz 146
Rückenschmerzen 69, 72, 161, 166, 227
Ruhelosigkeit 72, 86, 146, 161

S

Sakral-Syndrom 227
Salivation 86, 138, 146
Salpingitis 217
Sarkastisch 19
Sarkom 233
Satyriasis 119
Saurer Mundgeschmack 146
Schamhaare ausfallend 19
Schamlos 19, 118
Schaudern 72
Schauer 141
Schenkeln, Reizung zwischen den 87
Schiefhals 169
Schielen bei Periodenstörung 25
Schimpfen 19
Schlaf, schlechter (Unruhe) 232
Schlaflosigkeit 19, 72, 86, 94, 111, 241

Schlafstörungen 109
Schlampige Frauen 19
Schlankheitsfimmel 19
Schleim, nach Operationen zäher 241
Schlüsselbeinfraktur 169
Schmerzen 86, 94
– als ob die Periode käme 72
– bei der Periode 176
– bei tiefem Atmen 176
– beim Stillen 176
– brennender im Ovarialgebiet 91
– durch Nervenzerrungen und Lähmungen 237
– im Magen und Kreuz 72
–, krampfartige 143
–, Mastodynie 173
– mit Angst und Unruhe 241
– nach der Periode 176
– nach Träumen 176
–, postoperativ 242
– vor der Periode 60, 175
Schmerzhaftigkeit des Anus 86
Schmerzüberempfindlich 153
Schmierauge 169
Schmuck, Abneigung gegen 19
Schniefen 170
Schnupfen 72, 87
Schock 242
Schreien 19, 170
Schüchternheit 19
Schwäche 72, 94, 103, 109, 141, 154, 170
–, Flüssigkeitsverlust 166
– in der Menopause 111
– nach Geburt und Stillen 161
–, große 87
Schwangerschaft 129
Schweiß 72, 87, 109
Schwellung 87, 172
– des äußeren Genitale 72
Schwellungsgefühl allgemein 94
– im ganzen Körper 72
Schwere im Bauch 72
Schwerhörigkeit 72, 87
Schwermut 64
Schwindel 19, 73, 87, 110
–, zirkulatorisch bedingt 111
Sehstörungen 73, 88
Sekrete, stinkende (auch Dilut.) 233
Selbstvertrauen, Mangel an 19
Septisches Fieber 242
Seufzen 143
–, häufiges 19
Sexual-Neurosen 117
Sexualtrieb gesteigert 115
–, vermehrt 114
–, vermindert 113
–, gesteigert 73, 147
Sexuell genant 114

– sehr vorsichtig 114
Sexuelle Enthaltsamkeit 119
– Erregung 73, 109, 116, 146, 166
– Manie 73
– Neurasthenie 117
– Zwangsideen 117
Sexueller Abusus, Folgen von 118
Sexuelles Verlangen erhöht 94, 111, 161
– – gesteigert 88, 166
– – hat plötzlich aufgehört 114
Sheehan 19
Simulation, Neigung zu 19
Singen 77, 88
–, dauernder Drang zum 19
Singultus 88, 138, 147, 170, 242
– nach dem Stillen 166
Sklerödem 170
Sodbrennen 73, 147
Sommersprossen 19
Somnolenz 88
Sonne 19
Soor 170
Sorgen, Folgen von 20
Spannung 173
Sparsame Frauen 20
Spasmen 88
Speichelfluss 73, 88, 94, 110
Spricht über ihre Krankheiten 20
Spritzenabszess 20
Stehlen 20
Steißbeinschmerzen 88, 161
Steißlage, Neigung zu 147
Stenokardie 110
Sterilität 125, 127
Stillschwäche 161
Stillanämie 161
Stillen 163, 165
Stillschwierigkeiten 163
Stimme schwach 88
Stimmlosigkeit 73
Stimmverlust 88
Strabismus 88
Strahlenschäden 232
Streitsucht 20
Stridor laryngis 170
Struma 20, 147
Stuhl hart 88
Stuhldrang 73
–, häufig 88
Stuhlgang in Gegenwart anderer nicht möglich 162
–, schmerzhaft 88
Subileus 238
Subinvolution 162
Suizid-Neigung 20, 147
Sulfonamide 20
Sympathie 20
Szirrhus 235

Sachverzeichnis

T
Tachykardie 147
–, paroxysmale 144
Taubheit 73
– in den Beinen 88
Tetanie 147
Thrombophlebitis 110
Thrombose 162
Thyreotoxikose 110
Tobsuchtsanfälle 20
Todesfurcht 73
Totaloperation, Beschwerden nach 242
Toxische Erscheinungen auf Medikamente 242
Toxoplasmose 147
Tracheitis 239
Trauer, Folgen von 20
Träume 125
–, erotische 67
Traurigkeit 73, 88
Trockenheit von Mund, Zunge, Kehle 88
Trost 20
Trunksucht 147, 162
Tumoren 182
Typen, hypophysäre 15

U
Übelkeit 73, 88, 94, 242
Überhebliche Frauen 20
Ulzeration 173
Unbarmherzig 20
Undankbar 20
Unfähig, enthaltsam zu leben 118
Ungeschicklichkeit 20
Unruhe 73, 89, 153, 170
– bei Nacht 242
Unruhig, aufgeregt 242
Unsaubere Frau 21
Unterleib aufgetrieben 73, 94
–, empfindlich 147
Unterleibsschmerzen 94
Unterschenkel 89
–, geschwollen 73
–, Schmerzen 94
Unterschenkelkrämpfe 153
Untröstlich 20
Unverträglichkeit 170
Unzufrieden 21, 80, 89
Urethra 186
– Mündung 186
Urinmenge, vermindert 73, 89
Urtikaria 73, 89
Uterus 211
– Erkrankungen 211
– Karzinom 233
– Prolaps 89, 94, 162
– Schmerz 147, 166
– Verwachsungen 242

V
Vagina 89, 200
–, trocken 94
Vaginal-Karzinom 234
Varicosis vaginae 147
– vulvae 147
Varikosis 110, 162
Vasoneurosen 110
Venektasien 21
Venenschmerzen 89
– in den Beinen 21, 148
Venöse Stase 89
Verachtung 21
Verdauungsstörungen 110
Verlassensein, Ideen von 21
Verleumdungsneigung 21
Verreisen 21
Verschwenderisch 21
Verwachsungsbeschwerden, postoperative 242
Verwahrloste Frauen 21
Verzweiflung 21, 74
Vigantolschäden 170
Virile Frauen 21
Völlegefühl 89, 173
Vorbereitung auf die Geburt 127, 149
Vorbeugende Maßnahmen in der Schwangerschaft 127
Vorstellungen, seltsame 148
Vulva 74
–, überempfindlich 89
–, äußeres Genitale 187
–, Karzinom 234
–, Schwellung 148
Vulvitis 89
–, chronische 188

W
Wadenkrämpfe 74, 89, 148, 153
Wallungen 74, 89, 110
Wasserlassen häufig 74, 90
Wasserscheue Frauen 21
Wegbleiben 170
Wehen 74, 152, 154
–, Schmerzen 155
–, Schwäche, vorausgegangene 150
Weinen 21, 74, 90, 94, 148
– ohne Grund 162, 166
Weinerliche Frauen 21
Weisheitszahn 148
Widerspruch 21
Windeldermatitis 170
Wirbelsäulenbeschwerden 110
Witwenmittel 21
Wochenbett 157
Wortkarg 74
–, reizbar 90
Wunder Mund 166

Wundheit des äußeren Genitale 90
Wundheitsgefühl in Becken und Damm 162
Wundschmerz 242
Wundsein 90
Wundwerden, leicht 170
Wutanfälle, heftige 22

Z
Zähne wie stumpf 90
Zahnfleischbluten 90
Zahnfleischschwellung 74, 90
Zahnschmerzen 74, 90, 148, 166
Zärtlichkeit, Abneigung gegen 22
– Bedürfnis 22
Zehenkrämpfe 153

Zellulitis 22
Zerreißen von Sachen 22
Zerschlagenbeitsgefühl 162
Zerstörungswut 22
Zervix 211
Zigarettenrauch, wird nicht vertragen 148
Zittern 74, 90, 94
– nach Stillen 166
– ohne Geburtsfortschritt 153
Zornig, danach schlaflos 22
Zunge sauber 90
–, wieder belegt 94
Zwergwuchs 22
Zyanose 170
Zystitis 148, 158, 162, 242

Erweitern Sie Ihr Therapie-Spektrum!

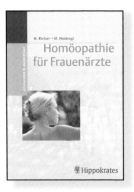

H. Richter, M. Haidvogl

Homöopathie für Frauenärzte

Ein Leitfaden für
Ausbildung und Praxis
2000, 104 S., 1 Abb. kt.
DM 58,90 / öS 430 / sFr 52,40
ISBN 3-7773-1457-9

Immer mehr Frauen fordern von ihrem Frauenarzt zusätzlich homöopathische Behandlungsansätze und Arzneimittel. Frauenärzte, die ihr Therapie-Spektrum erweitern möchten, finden in diesem Buch neben den Grundlagen der Homöopathie einen direkten Einstieg in bewährte Indikationen in Gynäkologie und Geburtshilfe. Besonders praxisnah: zahlreiche interessante Fallbeispiele der erfahrenen Autoren. Besonders praktisch: eine Arzneimittelliste von A bis Z.

Hippokrates Verlag
Leserservice
Steiermärker Str. 3–5
70469 Stuttgart
Telefon 07 11 / 89 31-240

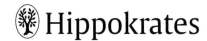

Eine fundierte Einführung

R. Moskowitz

Homöopathie für Schwangerschaft und Geburtshilfe

Aus dem Amerikanischen übersetzt v. D. König
2. Aufl. 1998, 335 S., kt.
DM 64,90 / ÖS 474 / SFr 57,60
ISBN 3-8304-0319-4

Dieses Buch bietet eine fundierte Einführung in die homöopathische Schwangerschaftsbetreuung und Geburtshilfe. Für Hebammen, Gynäkologen, den homöopathischen Arzt wie auch den interessierten Laien hat der Autor die bewährten Arzneimittel aus den für die Frauenheilkunde relevanten über 2.000 Arzneien herausgefiltert. Im ersten Teil des Buches gibt der Autor eine praxisorientierte methodische Einführung in die Homöopathie. Der zweite Teil ist eine komprimierte Materia medica von 25 wichtigen Arzneimitteln, jeweils belegt mit Fallbeispielen.
Der dritte Teil bringt einen Abriss der allgemeinen Probleme in Schwangerschaft und Geburt, mit Arzneimitteln und Kasuistiken.

Karl F. Haug Verlag
in MVH Medizinverlage
Heidelberg GmbH & Co. KG
Leserservice
Steiermärker Str. 3–5
70469 Stuttgart
Telefon 07 11 / 89 31-240

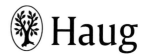